RÉTRÉCISSEMENT

DU

CANAL DE L'URÈTRE.

PROCÉDÉ NOUVEAU

POUR GUÉRIR PAR L'INCISION

LES

RÉTRÉCISSEMENTS

DU

CANAL DE L'URÈTRE,

Par M. Reybard.

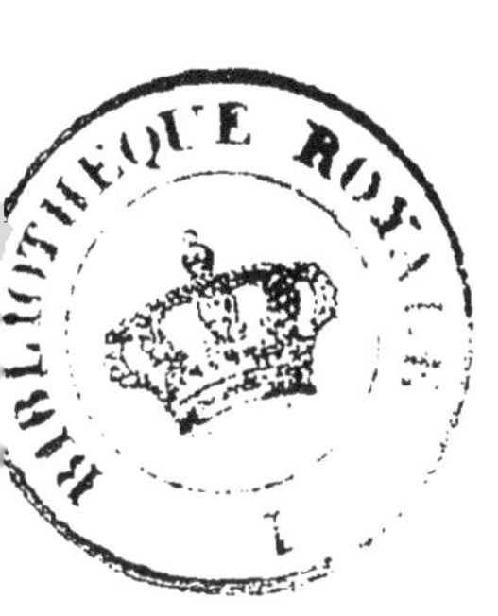

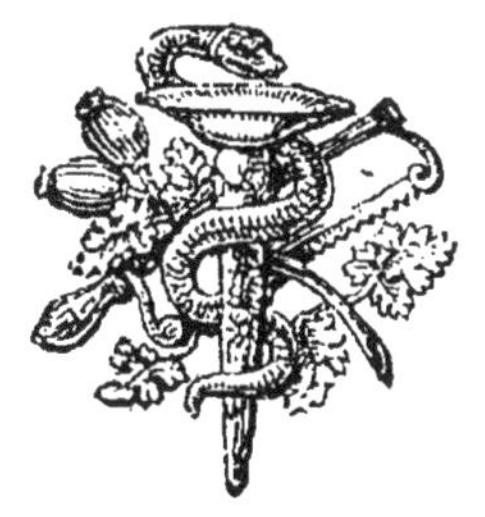

LYON.

IMPRIMERIE DE LOUIS PERRIN,

RUE D'AMBOISE, N. 6.

1833.

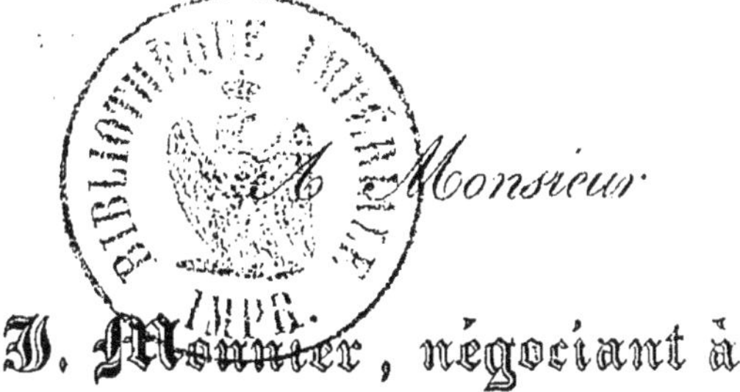

A Monsieur

J. Mounier, négociant à Lyon.

L'hommage que je vous offre ici est un faible témoignage de mon amitié; puisse-t-il vous être agréable & vous laisser dans la persuasion qu'il n'est pas destiné à m'acquitter de la reconnaissance que vos bienfaits ont gravée dans mon coeur.

Agréez le respect avec lequel je suis,

Mon cher Cousin,

Votre très humble & dévoué
Serviteur

Reybard.

AVERTISSEMENT.

❋

Ce n'est plus de système ni d'hypothèse que se compose la Médecine : de nos jours les faits seuls sont de quelque valeur, soit qu'on ait pu en réunir un assez grand nombre pour en tirer des corollaires, comme autrefois Hippocrate écrivait ses Aphorismes après avoir beaucoup observé, soit que leur petit nombre permette seulement de les considérer comme une pierre d'attente pour ceux qui parcourront un jour la même carrière. Ils ont donc bien compris notre situation médicale, ces auteurs qui nous ont communiqué les résultats de leurs recherches anatomiques ou de leurs découvertes physiologiques ; ils ont marché avec le siècle, ceux qui nous donnent chaque jour le tableau des maladies qu'ils observent, sans les tronquer ni les mutiler pour les faire entrer dans des cadres nosologiques, qui ne sont de quelque utilité que pour celui qui étudie, et ne sont propres qu'à égarer le praticien.

Puissent les Sociétés savantes qui favorisent cette heureuse impulsion, en proposant pour sujet de prix des questions de faits et d'observations, accueillir avec faveur ce Mémoire, qui ne contient qu'un petit nombre de faits où ma méthode a été couronnée de succès ! J'éprouverai alors le doux sentiment d'avoir fait faire un pas à la chirurgie opératoire ; mais mon but serait déja atteint, si, réveillant l'attention des hommes habiles, je les mets sur la voie des recherches dans l'art que je professe et que je chéris.

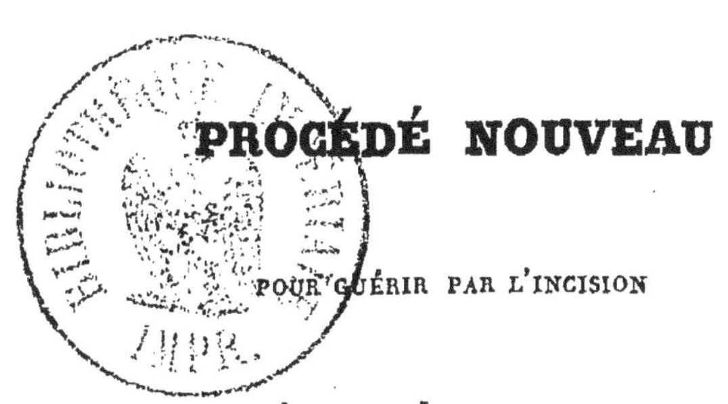

PROCÉDÉ NOUVEAU

POUR GUÉRIR PAR L'INCISION

LES RÉTRÉCISSEMENTS

DU CANAL DE L'URÈTRE.

Les rétrécissements du canal de l'urètre sont des maladies fréquentes et difficiles à guérir, aussi ont-elles de tout temps fixé l'attention des praticiens, à cause des désordres et des accidents nombreux auxquels ils donnent lieu.

Comme cette maladie ne consiste que dans l'oblitération plus ou moins complète d'un ou de plusieurs points du canal de l'urètre, tout le traitement repose sur cette indication : détruire l'obstacle qui s'oppose au cours de l'urine. On a cherché à remplir cette indication de deux manières : en refoulant, et affaissant par des moyens mécaniques les parties qui font saillie dans le canal et qui forment le rétrécissement ; ou en détruisant ces mêmes parties par une véritable perte de substance. La première méthode constitue le traitement par dilatation, la seconde par les caustiques : la première, long-temps et presque exclusivement suivie, a été abandonnée et remplacée par la seconde, depuis que Ducamp nous a fait connaître les moyens d'appliquer avec précision le caustique sur les parties malades. Quoique nous ayons trouvé dans les procédés opératoires de cet auteur le moyen d'attaquer et de détruire avec la plus grande précision les obstructions de l'urètre, cette méthode n'est cependant pas sans inconvénients; ce sont mêmes les accidents et les dangers auxquels elle expose qui m'ont décidé à lui préférer la méthode de l'incision.

On s'est toujours effrayé devant l'idée d'une semblable opération, à cause de la très grande difficulté qu'on devait éprouver à faire pénétrer un instrument tranchant dans le canal de l'urètre; de même qu'on devait s'effrayer naguère de la cautérisation, avant que l'on connût le moyen de bien diriger le caustique. C'est ainsi que Théodore Mayerne-Turquet, qui s'était servi d'un instrument tranchant pour percer un rétrécissement, fut déclaré indigne, par la faculté de Paris, d'exercer la médecine (*propter temeritatem, imprudentiam et ignorantiam*).

L'incision des rétrécissements du canal de l'urètre n'a cependant rien de dangereux; car, de même que les inconvénients et les dangers de la cautérisation n'appartiennent point à l'agent, mais bien à la manière dont on l'emploie et à la difficulté de l'appliquer avec précision, de même l'incision sera sans inconvénient, si on la maîtrise et si on la borne à volonté aux parties malades. Or, si avec l'instrument que je décrirai bientôt, j'obtiens ce résultat, l'excellence de cette méthode ne sera plus contestée, et sa supériorité sera bien vite reconnue.

Pour bien faire concevoir les avantages de l'incision il faut d'abord être fixé sur le but que nous devons atteindre dans le traitement de ces maladies. Comme Ducamp, je le baserai sur cette double indication ; détruire la disposition morbide des parties qui forment le rétrécissement, et les mettre de niveau avec le reste du canal. Dans la première indication, Ducamp cautérise les parois du rétrécissement ; dans la seconde il dilate leurs parois et obtient une cicatrice mince aussi large que le canal, c'est-à-dire de quatre lignes de diamètre.

Il commence par faire deux ou trois applications de pierre infernale, et élargit ainsi plus ou moins le rétrécissement ; et lorsque celui-ci peut admettre un corps dilatant, il s'en sert pour écarter ses parois et les mettre de niveau avec le reste du canal. Il ne cautérise donc pas les parois du rétrécissement dans toute leur circonférence ou, s'il les touche partout, il ne les détruit pas également partout ; ou, si l'on veut, il ne mortifie pas toutes les parties saillantes ou tout ce qui fait relief dans le canal de l'urètre. Par exemple, si le rétrécissement a réduit le canal à une ligne de diamètre il ne cautérise pas ses parois, en tout sens, dans l'étendue d'une ligne et demie : une cautérisation aussi profonde n'est sans doute pas nécessaire ; il suffit en effet de détruire un peu ses parois afin qu'ayant agrandi un peu le canal, on, puisse y introduire les dilatateurs, avec lesquels on achève ensuite son élargissement.

C'est en effet avec ces derniers moyens qu'on rend au canal la plus grande partie de son diamètre. Or, si la destruction complète des parois du rétrécissement n'est pas indispensable à la guérison de ces maladies, et si le surplus de leur épaisseur peut se fondre et se refondre pendant l'emploi des dilatateurs, j'ai d'avance la certitude que ma méthode sera des plus avantageuses; car, quoique l'incision ne fasse supporter aucune perte de substance aux parois de l'obstruction, elle détruit suffisamment sa disposition morbide, en les divisant profondément.

Avant de m'étendre davantage sur l'importance de cette opération, je décrirai l'instrument avec lequel je la pratique, me réservant de revenir sur les avantages de cette méthode.

Cet instrument que je nomme *coupe-bride* ou urétrotome est une sonde de huit à neuf pouces de long, un peu aplatie à son extrémité antérieure, dans laquelle est cachée une lame portée par un mandrin avec lequel on la meut à volonté. Ainsi deux parties distinctes le composent : la première, qui forme le corps de l'instrument, est une sonde proprement dite. La seconde qui est mobile, est représentée par une tige centrale sur laquelle est arrêtée la lame. La première partie de l'instrument est elle-même composée de deux pièces distinctes : l'une est une canule d'argent de six pouces et demi à sept pouces de long, ouverte par ses deux extrémités, ronde et de grosseur moyenne, portant sur un de ses côtés les divisions du pied. Son ouverture externe est étroite, mais elle s'élargit en s'évasant en forme d'entonnoir du côté qui regarde l'extrémité antérieure de la canule. Cette disposition est nécessaire pour rendre plus facile l'introduction du mandrin, qu'on place dans la canule en le fesant pénétrer par son extrémité vésicale. L'autre extrémité de la sonde présente un pas de vis sur lequel vient se réunir la seconde pièce du corps de l'instrument, c'est-à-dire le *fourreau*, ainsi nommé parce qu'il loge la lame. Celui-ci, long de quinze à dix-huit lignes, a plus de volume que la sonde. Sa forme, qui est aplatie, varie cependant selon qu'il est destiné à recevoir une lame à un seul ou à deux tranchants.

Lorsque le fourreau reçoit une lame à un seul tranchant, il ne déborde que d'un côté le corps de la sonde dans l'étendue d'un peu plus d'une ligne. Dans le reste de son contour il en continue la forme, et semble ne faire qu'un corps avec elle.

Lorsqu'il reçoit une lame à deux tranchants, ses bords dépassent, à droite et à gauche, le corps de la sonde dans l'étendue de plus d'une demi-ligne; les bords saillants des fourreaux sont ouverts, et les petites fentes qu'on y remarque, indiquent la séparation des deux pièces qui composent cette portion d'instrument.

Les fourreaux pourraient être soudés sur la canule; mais, au lieu de cela, ils se vissent sur elle. J'évite par là de faire autant de sondes que de fourreaux. C'est ainsi que je n'ai que deux sondes, à chacune desquelles j'adapte deux fourreaux, et de cette manière je me procure en double, un urétrotome simple et un urétrotome double. Le côté saillant du fourreau de l'urétrotome simple est tourné lorsqu'il est vissé à fond, du côté où la sonde porte les divisions du pied. Il est de même pour un des bords de l'urétrotome double. Ainsi les divisions du pied sur la sonde ne servent pas seulement à indiquer la profondeur à laquelle celle-ci est engagée dans le canal, elles servent encore à désigner le côté tranchant de l'instrument.

J'ai dit que le fourreau de cet instrument est un peu aplati; c'est à l'aide de cette disposition, que j'ai pu, sans augmenter son volume, le rendre susceptible de recevoir une lame d'une plus grande dimension. L'urètre étant un canal à parois très flexibles et très extensibles, recevra avec autant de facilité cet instrument qu'une sonde ordinaire.

L'extrémité vésicale du fourreau se termine par une pointe angulaire, qui diffère selon qu'on l'examine dans l'urétrotome double ou simple. Dans le premier, elle prend la forme d'un triangle au sommet obtus duquel est un trou arrondi où viennent finir les fentes des bords saillants; dans le second, ce bout prend la forme d'un triangle rectangle au sommet obtus duquel est le petit trou qui loge le stylet.

Pour composer cette pièce de l'instrument on prend deux morceaux d'argent de quinze à dix-huit lignes de long sur environ trois lignes de large, ayant chacun près de deux lignes d'épaisseur.

Quand on veut faire un fourreau pour un urétrotome double, on creuse sur le milieu de la facette de ces deux plaques de petits sillons qui, réunis ensemble forment un canal arrondi occupé par la chasse de la lame. Ces deux pièces sont soudées à l'une de leurs extrémités dans l'étendue d'environ deux lignes. Elles sont libres et séparées, dans tout le reste de leur étendue, par un très petit espace un peu augmenté du côté du canal, pour faciliter le jeu de la lame qui y est logée.

Lorsqu'on veut faire un fourreau pour un urétrotome simple, on creuse les deux pièces de métal près d'un de leurs bords et la réunion des sillons qu'on y pratique constitue le canal qui doit loger le mandrin et la lame. Ici ces deux pièces sont, non seulement réunies par leur extrémité qui correspond à la canule, mais encore elles sont soudées dans toute l'étendue de leurs bords, près desquels sont creusés les sillons qui forment le canal.

On se formerait une bien fausse idée de mon instrument, si l'on jugeait de l'étendue de sa lame par celle du fourreau : la lame n'a en effet que cinq à six lignes de long, tandis que le fourreau en a quinze à dix-huit. Je n'en donne autant à ce dernier que pour cacher le stylet qui prend et conduit la lame dans le rétrécissement.

La seconde partie de mon instrument est composée de plusieurs pièces qui, réunies ensemble, forment une seule tige, sur laquelle est fixée la lame à laquelle elle sert de manche. Cette tige, partie en argent, partie en acier, partie en gomme élastique, est plus longue que le corps de la sonde de deux pouces et demi environ. La partie qui reste en dehors de la sonde est surmontée par un anneau d'argent assez grand pour y introduire le pouce. L'extrémité vésicale de la tige centrale est surmontée par un boût de bougie du plus petit volume; celle-ci précède la lame et la devance dans le rétrécissement qu'on veut diviser. Je vais donner la description de chacune de ces parties et indiquer leur usage.

On distingue à la tige centrale dont je viens de parler, un mandrin, une lame et un stylet. Le mandrin, ou tige centrale proprement dite, est lui-même composé de plusieurs pièces : 1° d'une tige d'acier ou de fer, de la grosseur d'une aiguille de bas un peu forte; 2° d'un anneau qui se visse sur une de ses extrémités et sert à le conduire; 3° d'un régulateur, espèce de petit écrou qui se visse sur la tige; 4° d'une petite canule d'argent, de même volume que le mandrin, qui, parce qu'elle reçoit la lame, s'appellera sa *châsse*.

La tige d'acier est presque aussi longue que les deux pièces de la sonde. L'extrémité qui correspond à l'anneau porte extérieurement, dans dix-huit à vingt lignes d'étendue, un pas de vis sur lequel vient se visser l'anneau, et que parcourt ensuite le régulateur. Son autre extrémité porte aussi extérieurement des vis dans l'étendue de six lignes; c'est sur elle que se visse la petite canule d'argent qui porte la lame.

Le régulateur, petite pièce d'argent percée dans son milieu, est un véritable écrou, qui, en s'étendant plus ou moins sur le pas de vis permet au mandrin de s'engager d'une manière variable dans la sonde. Lorsqu'il est vissé à fond, la lame et son stylet sont entièrement rentrés dans le fourreau. C'est la position de l'instrument fermé.

L'anneau auquel est soudé un bout de canule d'argent, de six lignes, se visse sur l'extrémité du mandrin dans l'étendue de trois lignes. La quatrième partie de la tige centrale, celle que je nomme la châsse de la lame, est une petite canule d'argent de vingt à vingt-deux lignes de longueur de la même grosseur que la tige d'acier; l'une de ses extrémités se visse sur le mandrin ; l'autre reçoit le bout du stylet. Le corps de cette petite canule n'est ouvert que d'un seul côté, quand elle doit recevoir une lame à un seul tranchant; dans ce cas cette ouverture règne dans l'étendue d'une quinzaine de lignes. Elle est encore ouverte sur le côté opposé dans l'étendue de six lignes, quand la lame qu'elle doit recevoir est à deux tranchants. Ces deux ouvertures latérales commencent à une ligne de l'extrémité où est goupillé le stylet; la partie de cette canule dont le corps n'est pas ouvert, est garnie en dedans de vis dans presque toute son étendue, de sorte que la tige d'acier peut s'y visser dans une étendue variable selon la longueur du manche de la lame reçue.

La pièce qui termine la tige centrale est formée d'une très petite bougie de gomme élastique (je la nomme le *stylet*). Plus mince au milieu, il est flexible, et boutonné à son extrémité libre; il précède la lame qu'il dirige dans le rétrécissement.

La lame de l'urétrotome simple ressemble exactement à la pointe d'un tranchet; elle a trois bords, trois angles et un manche; son bord oblique est tranchant dans toute son étendue : son dos ou son bord droit est arrondi. A la réunion de ce bord avec son bord postérieur s'insère le manche, qui a douze à quatorze lignes de longueur. A la réunion du bord postérieur avec le bord oblique ou tranchant existe l'angle supérieur, qui est aussi tranchant. La réunion des bords droits et obliques forme une angle très aigu; c'est la pointe de la lame.

La lame de l'urétrotome double ressemble au bout d'une lance; elle est triangulaire et pointue, longue de cinq à six lignes ainsi que celle de l'urétrotome simple; elle en a trois ou quatre de large à sa base, dont les angles obtus sont tranchants. Du milieu du bord qui forme la base du triangle, part une petite tige de fer qui sert de manche. Elle a aussi douze à quatorze lignes de longueur; elle est très petite, et peut être très facilement introduite dans le canal de la petite canule qui lui sert de châsse.

Pour placer la lame dans sa châsse, je sépare celle-ci du mandrin, j'y introduis le manche de la lame; puis l'y ayant enfoncé, je tire celle-ci en avant, de manière à faire pénétrer un peu sa pointe dans la portion de canule où est goupillé le stylet. Cela fait, je replace le mandrin dans la chasse, et je le visse jusqu'à ce qu'il appuie fortement sur le manche de la lame. De cette manière je la fixe et la rends ainsi immobile.

Toutes les pièces de la seconde partie de mon instrument constituent par leur assemblage un seul corps qu'on fait mouvoir à volonté dans la sonde. Ainsi mes urétrotomes ne sont véritablement formés que de deux parties distinctes. Pour introduire la tige centrale dans la sonde, on ôte l'anneau et le régulateur; puis on l'y engage en la faisant pénétrer par l'extrémité vésicale du fourreau. Cela fait, on replace les deux pièces qu'on a séparées momentanément; on visse le régulateur jusqu'au bout du pas de vis et l'instrument est fermé, c'est-à-dire que la lame et le stylet sont cachés dans le fourreau.

Lorsqu'on veut se servir de l'urétrotome, on dispose les choses ainsi qu'il suit : Avant de le porter dans l'urètre, on recule le régulateur dans une étendue égale à la longueur du stylet, et lorsqu'il est parvenu devant le rétrécissement, on le recule encore jusqu'à l'anneau. On arme ainsi l'instrument en deux temps : dans le premier, en poussant le mandrin, on ne fait sortir que le stylet ; dans le second on fait sortir la lame. C'est donc avec la plus grande précision qu'on arme l'instrument : on voit en effet jusqu'à quel point il faut dévisser le régulateur pour ne laisser sortir que le stylet ; en enfonçant le mandrin dans la sonde, parce qu'on essaie de le faire avant d'introduire celle-ci dans le canal de l'urètre. On sait de plus qu'en le reculant jusqu'à l'anneau, la lame ne peut s'avancer sur le bout du fourreau que dans une étendue déterminée, parce que la longueur du mandrin sur lequel il se visse est calculée de manière que, quoique celui-ci soit entièrement dévissé, on ne peut en poussant le premier dans la sonde, en faire entièrement sortir la lame. En effet celle-ci reste encore enfermée dans le fourreau dans près de la moitié de son étendue ; il n'y a que ses bords qui le débordent par côté dans l'étendue d'une demi-ligne, et sa pointe dont l'extrémité est perdue dans la châsse qui le dépasse d'environ deux ou trois lignes.

Il suit de là, 1° que la section des parois du rétrécissement ne se fait d'abord que sur la partie antérieure de la lame ; qu'elle s'achève sur le fourreau, c'est-à-dire sur les bords obliques de la lame, qui le débordent d'une ligne environ ; 2° que l'étendue qu'on donne à l'incision est connue d'avance : elle est toujours en effet en rapport avec le volume du bout de l'instrument sur lequel elle se fait : ainsi, si le fourreau a quatre lignes de diamètre, on est assuré d'en donner autant au canal de l'urètre par la division du rétrécissement; 3° que la pointe de la lame, qui est cachée dans la châsse, laquelle est précédée par un stylet flexible, ne fait courir aucun risque de blesser le canal de l'urètre de quelle manière que ce soit.

La lame, qu'elle soit sortie de son fourreau, ou qu'elle y soit renfermée, est toujours parfaitement immobile : elle ne peut en effet aller ni à droite ni à gauche, parce qu'elle est étroitement embrassée par les deux pièces du fourreau. Elle ne peut pas non plus, dans le cas où elle a deux tranchants, se porter plus sur un côté du fourreau que sur l'autre; parce que la châsse dans laquelle elle est fixée, est elle-même exactement renfermée dans le canal de celui-ci.

C'est avec ces instruments rendus très simples et que j'ai fait perfectionner de mon mieux que je conseille d'attaquer les rétrécissements du canal de l'urètre : on peut en effet hardiment s'en servir avec l'assurance de diviser les obstacles qui s'y rencontrent, sans crainte de blesser le canal : sans la crainte aussi de faire de fausses routes, parce que la lame, dont la pointe est cachée à la naissance du stylet ne divise las parties que par ses bords, et que, de plus le stylet lui-même la dirige toujours dans le canal, d'où il ne peut s'écarter. Il n'est pas assez fort pour le perforer, et, flexible, il en suit les sinuosités.

C'est donc avec une précision mathématique qu'on pourra désormais détruire par l'incision les rétrécissements du canal de l'urètre.

Avant d'indiquer la manière de se servir de mes instruments, il convient d'avoir une connaissance parfaite de la situation, de la forme et de l'étendue du rétrécissement qu'on veut diviser. Mais comme on n'acquiert toutes ces connaissances qu'à l'aide des moyens ingénieux d'investigation de Ducamp, je vais me borner à indiquer ceux-ci et renvoyer pour de plus amples détails à l'excellent ouvrage de cet auteur.

Veut-on reconnaître à quelle distance du méat urinaire, le rétrécissement qu'on se propose d'attaquer existe? on se sert d'une bougie emplastique ou d'une bougie de gomme élastique sur laquelle l'auteur a fait tracer les divisions du pied. C'est au moyen de la sonde exploratrice avec laquelle on prend l'empreinte du rétrécissement qu'on parvient à connaître la situation de son ouverture et l'épaisseur de ses parois: c'est également avec des bougies emplastiques portées directement dans le rétrécissement, ou au moyen d'un conducteur de son invention, qu'on acquiert la connaissance de l'étendue de celui-ci.

Si toutes ces connaissances sont nécessaires au chirurgien qui veut attaquer les rétrécissements par les caustiques, elles ne le sont pas moins à celui qui veut les détruire par l'incision. En effet toutes ces données lui sont indispensables pour le diriger dans le choix de l'urétrotome qu'il doit employer. Ainsi, si le rétrécissement est circulaire, c'est-à-dire s'il affecte également la muqueuse dans tous les points de la circonférence du canal, et si son ouverture existe au sommet du cône tronqué qu'il présente, je me sers de l'urétrotome double pour le diviser des deux côtés. Dans ce cas, comme l'ouverture qui loge le stylet se trouve au milieu du bout de l'urétrotome, elle correspond directement à celle du rétrécissement, de telle manière que le stylet passe dans l'ouverture de celui-ci, dès qu'il franchit celle du fourreau. Si l'ouverture du rétrécissement existe sur l'un des côtés du canal, ou si le rétrécissement n'attaque la muqueuse que dans la moitié de la circonférence de celui-ci, il n'est besoin de l'attaquer que d'un côté. Je me sers alors de l'urétrotome simple ou à un seul tranchant et je le dispose comme il suit : Lorsque l'ouverture du rétrécissement est en bas, je tourne le tranchant de l'instrument en haut, et *vice versâ* : de cette manière la lame regarde toujours le côté du rétrécissement qui a le plus d'épaisseur, et l'ouverture de l'instrument se trouve toujours en rapport avec celle de l'obstacle; de telle façon qu'on n'a besoin, pour faire pénétrer le stylet dans celui-ci, que d'enfoncer le mandrin dans la sonde. Mes urétrotomes sont donc, par rapport au stylet qu'ils renferment, ce que sont aux bougies emplastiques de Ducamp, les conducteurs dont il se sert pour les porter dans les rétrécissements; ils les mettent toujours en rapport avec l'ouverture de ceux-ci. En effet, dans le cas de rétrécissement circulaire, l'ouverture qui est au sommet de mon urétrotome double correspond directement à celle de l'obstruction. Dans l'urétrotome simple cette ouverture se trouvant sur le côté de l'extrémité du fourreau, elle correspond aussi directement avec celle du rétrécissement qui est sur un des côtés du canal.

Lorsqu'on possédera sur ces maladies toutes les connaissances ci-dessus énoncées, on pourra les attaquer de la manière suivante.

Avant d'introduire l'urétrotome double ou simple dans le canal de l'urètre on dévisse toujours le régulateur dans une étendue égale à la longueur du stylet, afin qu'étant arrivé devant le rétrécissement, on n'ait qu'à pousser sur le mandrin pour l'enfoncer dans celui-ci.

Le malade étant assis sur une table ou sur une chaise élevée, le dos appuyé, les jambes pendantes et les cuisses écartées, l'opérateur s'assied devant lui, prend la verge derrière le gland entre le pouce et l'indicateur de la main gauche. Saisissant alors l'urétrotome fermé de la main droite il l'introduit dans l'urètre comme une sonde ordinaire; lorsqu'il est arrivé devant le rétrécissement, il serre la verge sur la sonde avec la main gauche pour que leurs rapports ne se détruisent pas. Il prend ensuite avec la main droite le mandrin par son anneau, il le pousse et l'enfonce dans la sonde jusqu'au régulateur, par ce mouvement le stylet franchit le rétrécissement. On reconnaît qu'il y est introduit à l'aisance avec laquelle on peut retirer et enfoncer le mandrin dans la sonde toujours tenu immobile sur la verge. Ayant acquit cette assurance, on dévisse complètement le régulateur qu'on recule jusqu'à l'anneau, et tenant toujours la verge et la sonde dans la même position, on enfonce entièrement le mandrin dans celle-ci, par ce dernier mouvement on fait sortir les deux tiers de la lame environ de son fourreau; alors seulement l'urétrotome est ouvert. C'est dans ce moment qu'on va procéder à la division des parties; c'est aussi dans ce moment qu'il faut bien se rappeler sur quel côté du canal le rétrécissement existe, pour tourner le tranchant de l'instrument du côté où il offre le plus d'épaisseur. Les choses étant disposées pour le mieux, le chirurgien place le pouce de la main droite dans l'anneau du mandrin et saisit en même temps la sonde entre les doigts indicateur et du milieu. Réunissant ainsi les deux parties de l'instrument, il pousse celui-ci contre le rétrécissement qui se divise insensiblement sur les bords obliques de la lame; bien entendu que pendant ce dernier temps la verge est toujours tirée sur la sonde avec la main gauche.

D'après ce qui précède, on voit que l'opération se compose de plusieurs temps : 1° De l'introduction de l'instrument dans le canal de l'urètre; 2° de l'introduction du stylet dans le rétrécissement; 3° de l'action d'ouvrir l'instrument; 4° de la division du rétrécissement, qu'on obtient en poussant contre lui la sonde et le mandrin en même temps.

Dans le premier temps de l'opération, il importe surtout de bien mettre en rapport le bout de l'instrument avec le rétrécissement: pour cela il faut connaître d'avance sa situation et sa forme; par exemple, si le rétrécissement est à quatre pouces de profondeur dans le canal, on y enfonce l'urétrotome à quatre pouces. Si son ouverture est en bas, on tourne le côté de l'instrument qui porte les divisions du pied en haut et *vice versâ*. Le bout de mon instrument étant plus volumineux que le reste de son étendue a quelquefois de la peine à franchir le méat urinaire; mais avec de la patience, celui-ci se dilate et le laisse passer.

Dans le second temps de l'opération, l'instrument doit être placé de manière que son ouverture vésicale corresponde exactement avec celle de l'obstacle. Alors on presse la verge sur la sonde avec le pouce et l'indicateur de la main gauche, et on réunit ainsi ces deux parties, de manière à ce qu'elles ne fassent qu'un corps. Alors plaçant le pouce de la main droite dans l'anneau du mandrin, on pousse celui-ci dans la sonde jusqu'au régulateur : par ce mouvement le stylet qui est au bout de la tige centrale pénètre dans le rétrécissement, dès qu'il franchit l'ouverture du fourreau. Ordinairement son introduction est très facile; quelquefois il éprouve une légère résistance et semble s'y enfoncer pour saccader : si l'ouverture du rétrécissement est très étroite, le stylet peut y être gêné, mais ordinairement il y est libre, et l'on s'assure qu'il y a pénétré en imprimant des mouvements au mandrin qu'on retire et qu'on enfonce alternativement.

Pour armer l'instrument ou pour faire sortir la lame de son fourreau, on dévisse le régulateur jusqu'à l'anneau, et l'on enfonce le mandrin dans la sonde; alors la lame paraît et sort environ dans les deux tiers de son étendue : ainsi ouvert, on passe au quatrième temps de l'opération, c'est-à-dire à la division du rétrécissement. Pendant qu'on tient encore avec la main gauche la verge immobile sur la sonde, on prend celle-ci derrière son pavillon, entre les doigts indicateur et du milieu de la main droite. On place le pouce de la même main dans l'anneau du mandrin et on enfonce l'urétrotome à travers le rétrécissement, qui se divise peu à peu d'avant en arrière et de dedans en dehors sur les bords obliques de la lame.

Cette division se fait d'autant plus facilement que les parties sont tendues sur le fourreau ; car il faut remarquer que ce dernier pénètre dans le rétrécissement presque en même temps que la lame, qui ne l'y devance en effet que par sa pointe ou sa partie la moins large. Il était indispensable que les parties fussent tendues pour être divisées. Sans cette condition, l'instrument aurait pu quelquefois traverser les rétrécissements, sans les diviser surtout ceux qui sont récents, à parois minces et extensibles. On enfonce l'urétrotome dans le canal à une profondeur variable, mais en général basée par l'étendue du rétrécissement. Il pourrait le dépasser sans pour cela endommager le canal.

La division du rétrécissement étant achevée, on ferme l'instrument, en retirant le mandrin. On retire ensuite la sonde sans aucune difficulté. On voit qu'on peut donner à l'incision de l'obstruction une étendue déterminée, mais toujours en rapport avec le volume du fourreau. C'est en effet sur celui-ci que se règle son étendue, parce que c'est sur lui que les parties qui sont tendues se divisent. L'incision aura donc de plus que la lame une étendue qui lui sera acquise par l'épaisseur de l'instrument :

Or, si celui-ci a quatre lignes de diamètre, on est assuré d'élargir le canal dans la même proportion. Il ne suffit pas d'être fixé sur l'étendue qu'on peut donner à l'incision ; il faut encore examiner de quelle manière on peut la limiter aux parties malades.

Nous venons d'expliquer pourquoi l'incision devait avoir plus d'étendue que la lame n'avait de largeur ; je trouve encore une autre raison à cette cause, dans la disposition du rétrécissement lui-même. J'en suppose en effet un, à parois calleuses, n'ayant qu'une très petite ouverture, d'une ligne d'étendue par exemple. Si je le détruis avec l'urétrotome simple, nº 2, c'est-à-dire ayant quatre lignes de diamètre, l'agrandissement du canal va se faire aux dépens de la seule incision qui sera pratiquée. Or celle-ci aura d'autant plus d'étendue que les parois de l'obstruction seront plus dures et moins extensibles. On pourrait donc craindre de l'étendre au delà de l'axe du canal et d'intéresser plus ou moins les parties saines. C'est pour parer à cet inconvénient que je propose d'inciser les rétrécissements les plus étroits avec les urétrotomes, les moins volumineux, nº 1 : on pourrait aussi à la rigueur les inciser en deux fois, ou, pour être plus intelligible, faire dans le cas où l'on se servirait de l'urétrotome double, quatre incisions et deux seulement lorsqu'on emploierait l'urétrotome simple ; et former par conséquent dans le premier cas quatre appendices des parois de l'obstruction, et dans le second trois seulement.

On divisera le rétrécissement en deux fois, en se servant alternativement des urétrotomes nº 1 et nº 2, ou en ne se servant que de l'un d'eux qu'on dispose alors de la manière suivante : Pour la première fois, l'incision se faisant seulement sur la lame, on avance beaucoup plus celle-ci en devant du fourreau, et lorsqu'on l'a enfoncée seule dans le rétrécissement, dans à peu près l'étendue qu'on lui suppose, on retire un peu l'instrument, et on fait rentrer la lame d'autant qu'on l'avait fait d'abord sortir. Voulant ensuite continuer l'opération, on se borne à faire exécuter un demi-tour sur son axe, à l'instrument qu'on enfonce de nouveau à travers le rétrécissement dont les parois qui sont tendus sur le fourreau se divisent encore une fois avec facilité. Cette double section, qui ne donne pas au canal plus d'élargissement, peut devenir avantageuse parce qu'elle facilite le dégorgement et la résolution des parois de l'obstruction. On connaît que l'instrument a franchi l'obstacle à l'aisance avec laquelle on peut le retirer et l'enfoncer dans le canal.

Voilà la manière de diviser les rétrécissements avec mes urétrotomes dans les cas les plus fréquents ; mais il y a des rétrécissements circulaires qui n'ont pas leur ouverture directement au milieu, c'est-à-dire dont les parois sont d'inégale épaisseur, et dont un côté fait plus de saillie dans le canal de l'urètre ; alors l'urétrotome double, dont la lame ressort dans une égale étendue sur les bords du fourreau, pourrait ne pas diviser complètement le côté qui offre le plus d'épaisseur, et attaquer les parties saines du canal du côté qu'il en a le moins. C'est surtout dans ces cas qu'on pourrait les diviser en deux temps. Je n'ai pas rencontré des rétrécissements présentant cette disposition ; autrement j'aurais fait faire un fourreau particulier, c'est-à-dire portant une lame dont un côté aurait eu un tranchant plus étendu que l'autre. Toutefois je crois qu'on peut toujours s'en passer en ayant l'attention d'appuyer un peu plus l'instrument du côté où le rétrécissement offre le plus d'épaisseur.

L'hémorrhagie qui succède à ces opérations, quoique généralement assez considérable en raison des tissus vasculaires et spongieux qui sont intéressés, n'est cependant jamais dangereuse; elle s'arrête en effet toujours d'elle-même. Si l'on voulait s'en rendre maître, on y parviendrait facilement à l'aide du dilatateur de Ducamp que j'ai un peu modifié et dont je distends la poche avec du mercure, au lieu de le distendre avec de l'air et de l'eau comme le fait l'auteur. Si je n'arrête pas l'hémorrhagie, c'est dans l'intention de dégorger et d'affaiblir l'érétisme des parties, ainsi que pour diminuer leur susceptibilité à s'enflammer. C'est pourquoi après l'opération, je fais comprimer le canal de l'urètre derrière le rétrécissement, avec le doigt du malade, afin d'empêcher au sang de se porter dans la vessie, où il peut d'ailleurs s'accumuler sans aucun inconvénient.

Avant de passer à la seconde indication du traitement des rétrécissements de l'urètre, je désire comparer la méthode de l'incision avec celle de la cautérisation.

Par l'incision on peut détruire en un instant les rétrécissements les plus profonds et les plus étendus : la cautérisation au contraire ne les attaque que partiellement, et ce n'est qu'après trois ou quatre applications du caustique, qu'on parvient à détruire ceux qui ont le moins d'étendue.

Ainsi quoique l'opération qui se fait en un instant serait aussi douloureuse qu'une application du caustique, elle le serait infiniment moins que la méthode ancienne, en raison qu'on n'est pas obligé, une fois l'incision faite, de se servir une seconde fois de l'urétrotome. De plus, la promptitude avec laquelle on détruit le rétrécissement peut permettre au chirurgien d'arriver de suite dans la vessie, et en cas de rétention d'urine, donner moyen de remédier de suite à cette maladie.

Si toutes les plaies qui se cicatrisent naturellement s'accompagnent d'inflammation, à plus forte raison celles dont on écarte les lèvres pour empêcher leur réunion, doivent-elles s'enflammer ? on sait que les parties qui constituent les rétrécissements sont des tissus généralement atteints d'inflammation chronique : hé bien les plaies faites par mes urétrotomes y produisent un dégorgement salutaire par le sang qu'elles laisseront couler, et les parties qui s'affaisseront plus facilement, seront moins susceptibles de s'enflammer, malgré la présence des corps dilatants dont on pourra se servir. En outre la douleur pendant la dilatation sera moins vive.

Nous pouvons d'avance prédire que l'inflammation qui suit la division des rétrécissements doit à peu près être nulle : l'expérience m'a appris que celle que pouvaient occasioner les corps dilatants n'en a jamais contrarié l'emploi. Or, si l'inflammation qui a lieu, existe à un assez faible degré pour ne pas s'opposer à la réunion des lambeaux du rétrécissement, nul doute que leur cicatrisation ne soit prompte. L'expérience m'a encore appris que la guérison des rétrécissements était plus prompte par ma méthode opératoire que par la cautérisation.

Je pense avec l'auteur de la cautérisation qu'on ne peut pas guérir les rétrécissements par la simple dilatation, par rapport à la tendance qu'ils conservent toujours à se reproduire tant qu'on n'a pas détruit la disposition morbifique des parties rétrécies. Mais je crois détruire plus complètement cette disposition morbide en incisant en un ou plusieurs points les parois du rétrécissement, qu'il ne le fait lui-même par les applications successives et réitérées du caustique dont il se sert.

J'ai dit que les fourreaux de mes urétrotomes, quoiqu'un peu aplatis, pouvaient avoir quatre lignes de diamètre; cependant je ne leur donne en général que trois lignes ou trois lignes et demi, et j'en ai même qui sont moins volumineux.

On peut détruire la disposition morbide des parties rétrécies avec un urétrotome n'ayant que trois lignes de diamètre, parce que les parois de l'obstruction qui sont dures, n'étant pas susceptibles de dilatation, l'instrument ne pénètre dans son ouverture qu'après l'avoir agrandi ou pour mieux dire s'en être frayé une nouvelle au moyen de sa lame. Or comme les incisions comprennent toute l'épaisseur des parois du rétrécissement, il est inutile de se servir d'un urétrotome plus volumineux, dans la crainte de les prolonger au delà de l'axe du canal. Quoique l'ouverture du rétrécissement qu'on vient ainsi d'élargir ne puisse d'abord recevoir qu'un corps de moins de trois lignes de diamètre, le canal reprend cependant ses dimensions ordinaires dans cet endroit, parce que les parois de l'obstruction, en s'affaissant, se mettent de niveau avec le reste des parties.

Avec des urétrotomes moins volumineux on pénétrera d'ailleurs plus facilement dans le canal de l'urètre, souvent beaucoup rétréci en devant de l'obstacle, et l'on aura moins de peine pour leur faire traverser la méat urinaire.

Non seulement avec mes urétrotomes je suis certain de diviser dans une étendue déterminée les rétrécissements, de réduire leurs parois en plusieurs compartiments, de détruire à coup sûr la disposition morbide des parties; mais encore je les mets de suite dans le cas de supporter la dilatation avec laquelle on empêche la réunion des petites plaies qu'on vient de faire, et force leur est de se cicatriser séparément.

Ducamp pour arriver au même but emploie le caustique; il détruit, il mortifie les parties par plusieurs applications qu'il fait à deux jours d'intervalle. Mais en supposant qu'il le fasse toujours avec la précision qu'il indique et qu'il touche toute la surface du rétrécissement, est-il sûr d'en détruire toute son épaisseur? et s'il n'y parvient pas, comment croira-t-il avoir détruit sa disposition morbide? Voici ce que j'ai remarqué dans les deux cas de rétrécissements où je me suis servi du caustique pour les détruire. Après la première application, une escarre a été rendue le surlendemain; après la seconde, l'escarre était très peu apparente; après la troisième, je n'en ai pas rencontré; il en est de même de la quatrième et de la cinquième qu'on fait plus tard : il est facile d'expliquer les effets variés des diverses applications du même caustique, quoique étant faites de la même manière.

Dans la première application, le cylindre de platine est exactement embrassé par les parties rétrécies; alors le caustique est employé en entier à les cautériser; aussi l'escarre est-elle épaisse. Dans la seconde appplication, l'ouverture est déja plus grande, le cylindre de platine n'est pas aussi étroitement embrassé par les parties rétrécies que la première fois. On ne peut pas même par aucun moyen, l'appliquer avec force contre les parois du rétrécissement qu'on veut cautériser. S'il les touche, ce n'est que très légèrement; aussi le caustique se dissout-il sans le toucher, et est-il entraîné ailleurs par les muquosités; de là vient qu'il irrite le canal et ne brûle les parties que très superficiellement. Dans la troisième application, l'ouverture du rétrécissement est encore plus large, aussi le cylindre y est-il plus libre et le caustique s'y dissout-il sans toucher ses parois. Il est encore ici entraîné dans le canal qu'il irrite d'autant plus qu'il s'étend davantage et qu'il le brûle plus superficiellement. De là naissent des douleurs vives, l'inflammation, l'engorgement, les dépôts, la gangrène, et tout le cortège des accidents de la rétention d'urine.

En se rappelant que pour cautériser avec le nitrate d'argent, il faut le tenir appliqué avec un peu de force sur la partie qu'on veut détruire, on comprend facilement pourquoi les escarres des secondes, troisièmes, quatrièmes, cinquièmes applications subséquentes du même caustique sont plus minces que celle qui provient de la première application. On a vu que dans ce dernier cas, elle n'était plus forte, que parce que cette condition s'y rencontrait. En effet l'ouverture dans laquelle le cylindre a pénétré n'a juste que l'étendue nécessaire pour le recevoir, ou si l'on veut, le cylindre est étroitement embrassé par les parties rétrécies : tandis que dans les autres applications qu'on fait avec le même instrument, le cylindre touche à peine les parois de l'obstruction; aussi les escarres qui s'en détachent sont-elles très faibles et souvent nulles. On pourrait remédier à cet inconvénient en se servant de cylindres qu'on grossirait à mesure qu'on élargirait le point rétréci; car il faudrait, selon moi, que son volume fût toujours en rapport avec l'ouverture du rétrécissement, afin qu'en pénétrant dans celui-ci, il le remplît toujours exactement. On serait alors bien assuré de toucher avec force les parties qu'on veut mortifier.

Quelle que soit cependant la perfection que l'on donne au porte-caustique, et la précision avec laquelle on puisse détruire les rétrécissements avec la pierre infernale, cette méthode ne cessera pas d'avoir des inconvénients qu'on ne rencontre pas dans celle de l'incision. Ils se rattachent à la méthode elle-même : on les trouve en effet dans la difficulté d'atteindre avec le caustique les parties rétrécies, et dans la durée de l'opération, par rapport à l'obligation où l'on est de recourir un plus ou moins grand nombre de fois à l'application du même moyen. Ils tiennent aussi à l'ulcération plus ou moins profonde, et plus ou moins étendue qui s'en suit, à une plaie très sensible qui devient quelquefois si douloureuse que les malades ne peuvent pas supporter la dilatation, et qu'ils ne veulent pas s'y soumettre. Or, ces douleurs, l'inflammation et l'engorgement qui surviennent, comment les éviter, puisqu'on est obligé de recourir souvent à l'application du caustique? Cette méthode a encore un inconvénient, avoué même par ses partisans : il résulte de la disposition qu'a le canal à se rétrécir après la cicatrisation de ses plaies un peu étendues.

Par la méthode de l'incision on obtient en un instant la division des parois des rétrécissements; la plaie que l'on fait a peu d'étendue, elle est peu douloureuse et s'enflamme difficilement; la dilatation du rétrécissement peut se faire de suite après l'opération, et sa guérison qui est plus prompte n'en est pas moins assurée.

On voit d'après cela que ces deux méthodes ne peuvent pas supporter de comparaison, que celle de l'incision est en tout plus avantageuse.

Jusqu'ici je n'ai fait qu'exposer les inconvénients attachés au traitement par la cautérisation, il me reste à parler de ses dangers qu'on rencontre surtout lorsqu'on veut attaquer des rétrécissements étendus; ces dangers sont : la rétention d'urine, la perforation du canal, les dépôts, la gangrène, etc.

N'est-il pas vrai de dire que l'inflammation du

canal sera d'autant plus violente qu'on usera davantage du caustique ? elle peut être portée jusqu'au point d'amener un gonflement capable d'obstruer le canal, de produire des dépôts, et la gangrène. Et comment pouvoir éviter ces accidents, puisqu'on est obligé de porter tous les deux jours sur des surfaces ulcérées et enflammées les irritants les plus actifs? c'est alors que la gangrène s'établit, malgré l'emploi des antiphlogistiques les plus puissants.

J'ai dit qu'on pouvait perforer le canal, et voici comment: le caustique, tout en touchant les parties supérieures ou latérales du rétrécissement, tombe toujours sur sa paroi inférieure en se liquéfiant, la cautérise beaucoup plus et quelquefois la détruit entièrement. Cette perforation peut s'expliquer de la manière qui suit : Une première application de caustique produit une escarre profonde et égale en épaisseur parce que le cylindre est exactement embrassé dans l'ouverture du rétrécissement. Une seconde application touche une surface ulcérée, conséquemment baignée par une plus grande quantité de muquosités qui dissolvent le caustique et l'entraînent sur la paroi inférieure du rétrécissement qui se trouve détruite seule à une profondeur variable. cette seconde application suscite plus de douleur, produit de l'inflammation; les parties se gonflent et le canal se rétrécit. Vous prenez une nouvelle empreinte du rétrécissement; vous êtes étonné d'avoir si peu élargi le canal, vous faites plusieurs autres applications en chargeant davantage le cylindre; vous pensez obtenir une perte de substance plus grande, mais vous n'êtes pas plus heureux, le caustique se dissout de la même manière et se précipite sur la paroi inférieure du canal qu'il détruit entièrement.

Après l'incision comme après la cautérisation, on est obligé d'employer pendant plus ou moins longtemps des moyens mécaniques pour élargir le canal. Ces moyens s'appellent dilatateurs. Ducamp, qui nous en a laissé de plusieurs espèces, a perfectionné ceux qui étaient connus avant lui.

Je me sers des dilatateurs après l'opération par l'incision, moins dans l'intention de dilater le canal, que pour écarter les lambeaux de l'incision, afin de prévenir la réunion de leurs plaies. C'est en effet dans la cicatrisation isolée de la plaie de chacun d'eux, que consiste la guérison de ces maladies.

Ici la dilatation est moins douloureuse qu'après la cautérisation, parce que dans ce dernier cas elle a réellement pour but l'élargissement du canal, qui, quoique fortement cautérisé, n'a été d'abord que faiblement agrandi.

Après l'incision, on peut de suite employer les dilatateurs d'une grande dimension, parce qu'ils ont l'avantage de comprimer et d'affaisser les lambeaux du rétrécissement, et de les ramener peu à peu au niveau des parois du canal, de cette manière on réduit presqu'à rien leurs petites plaies; aussi sont-elles promptement cicatrisées.

Après la cautérisation, on se sert d'abord des dilatateurs les moins volumineux. Ce n'est que progressivement qu'on passe à ceux d'une dimension plus grande.

De toute nécessité, on doit en continuer l'emploi

jusqu'à l'entière cicatrisation des ulcérations ; or, comme celle-ci est plus longue que celle des plaies par simple division, le traitement doit aussi durer davantage.

J'ai déja dit qu'elle était quelquefois si douloureuse que les malades ne pouvaient pas la supporter, et qu'ils abandonnaient leur traitement. C'est ce qui est arrivé à M. M. de V. ancien capitaine de cavalerie, maire de Saint-Apollinar : je ne lui avais cependant fait que trois applications de caustique sur un rétrécissement de trois lignes d'étendue, situé à six pouces du méat urinaire. Comme ce rétrécissement existait depuis plus de trente ans, le canal était si étroit, qu'il admettait avec peine des bougies de deux lignes de diamètre, et qu'on ne les fesait pénétrer qu'avec la plus grande difficulté et avec beaucoup de douleur à travers le méat urinaire. Comme je traitais ce malade à la campagne, je n'ai pu introduire le dilatateur que trois fois, de trois jours en trois jours. Malgré cela les douleurs que cette opération lui occasionait, tant sur l'endroit rétréci, que dans le méat urinaire, étaient si vives, qu'il me pria instamment de ne pas lui continuer mes visites ; parce que d'ailleurs il ne plaçait pas le dilatateur les jours que je ne le voyais pas. Aussi son rétrécissement a-t-il reparu comme à l'ordinaire.

Je me sers, pour dilater les rétrécissements que j'opère par l'incision, des dilatateurs de Ducamp ; mais au lieu de les distendre comme lui avec de l'eau et de l'air, je les distends avec du mercure. J'obtiens par ce moyen une dilatation plus forte et plus permanente, et je conduis les rétrécissements à parfaite guérison, en les plaçant soir et matin pendant quinze à vingt minutes.

Comme le mercure attaque l'argent, je fais mes dilatateurs avec des bougies de gomme élastique, qui se terminent par une pointe déliée dans l'étendue de trois pouces. Celles dont je me suis servi, sont deux bougies à ventre de deux lignes de diamètre, terminées par un petit bout conique que je coiffe dans l'étendue d'environ deux pouces, l'une avec l'appendice vermiculaire du cœcum, et l'autre avec un morceau de boyau de chat; de cette manière je me procure un dilatateur de trois lignes et demie et un de quatre lignes et demie. Une petite ouverture ovale existe de chaque côté du bout de la bougie qu'embrasse la poche du dilatateur : celle-ci est attachée quelques lignes au dessus de ces ouvertures avec un fil de soie cirée.

Connaissant la situation du rétrécissement, je marque sur la canule avec un peu de cire la distance qu'il y a du méat urinaire à ce dernier, de manière à ce que la partie moyenne de la poche du dilatateur se trouve en rapport avec le point que je veux dilater, quand la marque que j'ai faite se trouve à l'ouverture du gland. Je mouille le dilatateur, je le trempe dans l'huile, et je l'introduis comme une sonde avec d'autant plus de facilité, que sans diminuer sa flexibilité, j'augmente beaucoup sa solidité, au moyen d'un mandrin de baleine. Le dilatateur étant introduit dans l'urètre jusqu'au rétrécissement, on retire le mandrin et l'on remplit sa poche avec du mercure qu'on verse dans la sonde au moyen d'une petite bouteille de fer-blanc disposée à cet effet; le mercure passe facilement de la sonde dans la poche du dilatateur et la remplit aussitôt. Elle se distend avec tant de force que les malades ont beaucoup de peine à la supporter pendant les quinze à vingt minutes qu'on la laisse en place. Le même dilatateur est replacé soir et matin pendant les cinq à six premiers jours, après lesquels on lui substitue le dilatateur de quatre lignes et demie de diamètre qu'on introduit aussi soir et matin, et qu'on garde le même laps de temps. Cette dilatation est si forte que j'ai été obligé, pour la rendre moins pénible aux malades que j'ai traités, de baisser de temps en temps la verge et la sonde, pour rappeler le mercure dans celle-ci. Tous les malades que j'ai soumis au traitement par l'incision sont guéris en quinze à dix-huit jours, quoique je n'aie fait usage que des dilatateurs dont je viens de parler.

Je n'ai eu recours que rarement, aux bougies à ventre de Ducamp, quoiqu'on puisse s'en servir avec beaucoup d'avantages; je conseille à ceux qui voudront les employer, de les recouvrir d'un morceau de boyau de chat détrempé et huilé. Ce moyen facilite beaucoup leur glissement dans le canal, ainsi que son introduction à travers le méat urinaire, dont la muqueuse s'élargit plus facilement. En somme les malades souffrent beaucoup moins.

Les dilatateurs distendus avec du mercure ont l'avantage de produire une dilatation très permanente, et j'ai pu, par leur moyen obtenir une cicatrice de quatre lignes de diamètre. Leur introduction dans le canal est plus facile et moins douloureuse que celle des bougies à ventre. Ils ont de plus l'avantage immense de pouvoir être appliqués à la guérison des rétrécissements multipliés et rapprochés, et de permettre par conséquent de les attaquer à des époques éloignées.

Le nommé François Bonnet de Satilien, âgé de vingt-sept à vingt-huit ans, eut deux gonorrhées cordées : l'une, qu'il porta plus de huit mois, fut contractée à l'âge de vingt-un ans; la seconde, qu'il eut à vingt-cinq ans, lui dura plus long-temps. Il n'en était pas entièrement débarrassé lorsqu'il vint me consulter le 10 novembre 1826, pour un engorgement aux testicules et une rétention d'urine. Il avait encore en effet un très léger écoulement avec douleur dans le canal, qui s'exaspérait chaque fois qu'il urinait. Le malade qui avait des coliques violentes, n'avait pas uriné depuis vingt-quatre heures; la vessie s'élevait au-dessus du pubis ; le pouls était plein, fort et fréquent. N'ayant pu le sonder, je le saignai largement et je le mis demi-heure après dans un demi-bain, où il resta près de deux heures. Une heure après, les urines commencèrent à couler, et il put ainsi vider la vessie et se soulager sans le secours de la sonde. A la sortie du bain j'essayai de nouveau de sonder, mais les sondes s'arrêtaient toujours dans le même endroit, je reconnus alors qu'un rétrécissement s'opposait à leur introduction dans la vessie et en examinant attentivement le canal. Je trouvai devant sa courbure une tumeur de la grosseur d'un œuf de pigeon qui était due à un commencement d'infiltration d'urine. Cet engorgement, ainsi que le gonflement du testicule fut, heureusement combattu par les sangsues, les cataplasmes, les lavements émollients, les demi-bains et les boissons mucilagineuses. Tous ces moyens, secondés par la diète, firent, dans l'espace de quinze jours, disparaître la tumeur située sur le trajet du canal de l'urètre, et réduisirent assez l'engorgement du testicnle pour me permettre d'entreprendre la cure du rétrécissement dans lequel j'avais introduit chaque jour de petites bougies de cordes à boyau, afin de dilater son ouverture.

Je sondai donc de nouveau le canal, et ayant reconnu que le rétrécissement existait à 4 pouces 2 lignes du méat urinaire, j'en pris l'empreinte avec la sonde exploratrice de Ducamp, qui m'apprit que son ouverture était au centre et un peu en haut. Je savais déja, par la rainure que j'avais remarquée sur les bougies de corde à boyau dont j'avais fait usage, que son étendue était de sept à huit lignes. Ce fut avec toutes ces données, dont j'avais d'ailleurs pris note, que je me disposai à faire l'opération, à laquelle le malade eut de la peine à se décider, parce qu'il urinait déja avec plus d'aisance qu'autrefois.

J'introduisis dans le canal l'instrument fermé dont j'avais préliminairement dévissé le régulateur dans une étendue égale à la longueur du stylet, de la même manière qu'une sonde ordinaire. Arrivé devant le rétrécissement contre lequel je le poussai, je chargeai la main gauche de le retenir immobile dans la verge, pressée entre le pouce et l'indicateur. Pendant ce temps, je cherchais en enfonçant le mandrin dans la sonde avec le pouce placé dans son anneau, à faire pénétrer le stylet dans le rétrécissement.

Ce ne fut qu'après avoir tâtonné, et replacé plusieurs fois l'instrument, que je parvins à le faire pénétrer dans son ouverture, qui comme je l'ai déja dit n'était pas précisément au centre du rétrécissement. On ne saurait apporter trop de précaution et d'attention pour ce second temps de l'opération, parce que c'est de lui que dépend son succès. On peut en effet prédire que dès que le stylet de l'urétrotome aura pénétré dans l'ouverture du rétrécissement, on aura la certitude de diviser ses parois. Quelquefois le stylet le traverse sans aucune difficulté, d'autres fois, après avoir éprouvé une légère résistance, il s'y engage tout-à-coup. Pour en faciliter l'introduction, il faut autant que possible tâcher de mettre en rapport le bout du stylet avec l'ouverture du rétrécissement, pousser la sonde contre ce dernier, et la tenir immobile dans le canal ; car, sans cette dernière précaution, celle-ci pourrait, en se reculant un peu, permettre au stylet de sortir de son fourreau, de rester devant le rétrécissement, de se replier même devant lui puisqu'il est flexible, et faire croire à des gens maladroits qu'il a pénétré dans son ouverture. D'un autre côté, il ne faut pas non plus pousser l'urétrotome avec trop de force contre le rétrécissement, parce que, si son stylet ne rencontrait pas son ouverture, il pourrait se replier devant le fourreau. C'est donc ici, comme dans les cautérisations, une affaire de bon sens, il ne faut pas en effet dans l'un et l'autre cas manquer de ce tact, sans lequel on ne fait rien de bien, et quelquefois beaucoup de mal. Je vais cependant dire à l'avantage de la méthode que je professe, que quand on ne peut pas pratiquer l'opération, c'est-à-dire faire pénétrer le stylet de l'urétrotome dans le rétrécissement, que non seulement on ne fait courir aucun danger au malade, mais encore on ne le fait pas beaucoup souffrir. On ne peut point pratiquer de fausses routes, parce qu'il faudrait vraiment employer une force extrême, pour perforer le canal. Le stylet étant replié sur lui-même devant la pointe de la lame, avec la meilleure volonté, on ne pourrait pas le diviser avec les bords de celle-ci, parce qu'il faudrait appuyer l'instrument par côté, sur une des parois du canal, comme pour faire une scarification, or on sait qu'il ne doit pas être dirigé de cette manière.

Par la cautérisation, au contraire, on peut faire beaucoup souffrir les malades, sans les guérir, et même leur faire courir de grands dangers. Je suppose, par exemple, que le cylindre garni de caustique ne pénètre pas dans le rétrécissement, ce qui doit arriver d'autant plus souvent, qu'il n'a que trois ou quatre lignes de longueur.... que s'en suivra-t-il ? Le caustique se dissoudra et brûlera le canal en bas et devant le rétrécissement; cette cautérisation creusera le canal dans cet endroit, et le chirurgien, habitué à y déposer le caustique, détruira d'autant plus de parties, qu'il en fera un plus grand nombre d'applications. C'est ainsi que j'ai pu expliquer le cas d'un malheureux jeune-homme, qui, ayant eu à la suite d'une chute sur le périnée qui lui creva le canal, un dépôt qui lui laissa subsister une fistule et un resserrement du canal. Lorsque ce jeune homme se rendit à Lyon, pour se faire guérir de sa fistule, il urinait encore par un jet assez gros; mais après avoir supporté un traitement qui consista en une trentaine d'applications de caustique; le jet de ses urines diminua beaucoup, et fut même par intervalle suspendu. Il est probable que toutes ces applications furent faites devant et en dessous du rétrécissement, de telle sorte, que l'ouverture qu'on y pratiqua fut prolongée jusqu'à la crevasse qui existait derrière le rétrécissement. Un clapier purulent d'un pouce et demi d'étendue sépare maintenant ces deux ouvertures, et se remplit d'urine chaque fois que le malade veut uriner. Aujourd'hui, dix-huit mois après ce traitemeut, les urines coulent continuellement par la fistule, et le peu qu'il rend par le canal, il ne le fait sortir qu'à l'aide des pressions qu'il exerce avec ses doigts sur le trajet du canal. Ce traitement, qui a aggravé la maladie, a mis le jeune homme dans un état d'autant plus déporable que je ne vois pas qu'il soit désormais possible de le guérir par aucune des méthodes connues. En effet, la portion du canal qui se trouve entre ses deux ouvertures, est tellement rétrécie, ses parois sont tellement épaisses et calleuses, que je n'ai pu en aucune manière découvrir l'ouverture du rétrécissement, et y faire pénétrer avec la sonde de Ducamp les bougies les plus fines. On ne peut pas élever le moindre doute sur l'existence de ces deux ouvertures, parce que chaque fois que j'ai engagé une bougie, elle a pénétré dans le clapier, où je l'ai sentie avec un stylet introduit par la fistule. Un tel malade ne peut plus être guéri, selon moi, que par une incision qui comprendrait en même temps la peau et les parois du canal.

S'il importe de placer le caustique dans l'ouverture du rétrécissement, pour le détruire avantageusement, il n'est pas moins indispensable d'y faire pénétrer le stylet de mon urétrotome, pour diviser ses parois.

On présumera que le stylet n'a pas pénétré dans le rétrécissement, si l'on a été obligé d'employer un peu de force pour enfoncer le mandrin dans la sonde; on éprouvera aussi plus de résistance pour le retirer, quand le stylet se sera replié devant le mandrin.

Lorsque je fus assuré que le stylet avait enfilé le rétrécissement, je dévissai à fond le régulateur, et, en poussant le mandrin dans la sonde jusqu'à ce dernier, j'armai l'instrument. Cela fait, je passai au quatrième temps de l'opération, qui s'entend de la division des parties. Pour opérer cette division, je n'eus qu'à placer le pouce de la main droite dans l'anneau du mandrin et saisir la sonde entre les doigts indicateur et du milieu de la même main, puis, à pousser l'instrument contre le rétrécissement, qu'il traversa sans beaucoup de difficulté. J'éprouvai en effet très peu de résistance pour le faire pénétrer, ce qui suppose que la section des parties s'est faite avec aisance.

Le malade souffrit si peu, qu'il ne voulait pas croire que l'opération fût achevée; néanmoins le sang qui coulait avec assez de force, lorsque j'eus retiré l'instrument, lui persuada bien qu'elle était terminée. J'introduisis aussitôt une sonde dans la vessie pour tirer l'urine qu'elle contenait. Lorsqu'elle eut coulé pendant un quart d'heure, je crus utile de l'arrêter en introduisant un dilatateur mouillé et huilé jusque dans le rétrécissement, de manière que la partie moyenne de sa poche se trouvât en rapport avec le point que je voulais dilater, je le distendis avec du mercure, et je le laissai en place, près de demi-heure. Le sang cessa de couler par le canal, mais il se porta en grande quantité dans la vessie, car le malade en avait rendu une très grande quantité, mêlé avec un peu d'urine, avant la visite que je lui fis neuf à dix heures après l'opération. Le passage des urines ne fit éprouver aucune douleur au malade, de sorte que je m'abstins de le sonder de nouveau. Je plaçai de nouveau le dilatateur, qui ne fut gardé que dix minutes. Je le remplaçai par une bougie à ventre de trois lignes et demie de diamètre, qui fut gardée une demi-heure. Le lendemain matin, je vis le malade, il avait uriné une fois dans la nuit; ses urines étaient encore mêlées avec moitié de sang. Celles qu'il rendit devant moi, n'étaient que rougeâtres, elles coulaient à plein canal. Le malade avait parfaitement dormi, il n'avait point de fièvre.

J'introduisis le dilatateur que je laissai en place pendant dix minutes, avec la précaution de suspendre momentanément la dilatation en inclinant l'instrument de manière à faire revenir une partie du mercure dans le corps de la sonde. L'ayant retiré, je le remplaçai encore par la bougie à ventre, dont je m'étais déja servi. Je continuai à le panser soir et matin de la même manière, pendant quinze jours, au bout desqnels le malade fut si parfaitement guéri, qu'il s'en fut, m'emportant une grosse sonde, que je lui avais conseillé d'introduire tous les jours dans son canal.

Ayant quitté le pays, le hasard me le fit rencontrer au bout de trois ans. Enchanté de cette rencontre, je demandai à le visiter et à voir comment il allait, j'eus la satisfaction de me convaincre que tout ce qu'il me disait était vrai, car je le vis uriner à plein canal.

Je ferai remarquer que la petite tumeur qui existait au périnée, était due à l'infiltration de l'urine à travers une crevasse survenue au canal de l'urètre, derrière le rétrécissement, pendant les efforts que le malade fesait pour rendre ses urines. Inévitablement cette tumeur aurait abcédé, si le malade, n'avait pas été promptement secouru.

Il paraît que le sang, au lieu de continuer à couler par la verge, se porta avec plus de facilité dans la vessie, parce que le malade était couché à la renverse; mais sa présence ne l'irrita pas et n'y détermina aucune inflammation.

J'avais d'adord résolu de sonder le malade soir et matin, pour prévenir l'infiltration de l'urine, à travers les lèvres du rétrécissement; mais le malade, qui urina sans difficulté et sans douleur, avant la seconde visite que je lui fis, me fit abandonner ce projet. Je pensais bien que l'urine ne trouvant point d'obstacle, ou qu'une très légère résistance, ne s'infiltrerait pas dans le tissu cellulaire.

Le nommé Pinchenet d'Andance, âgé de quarante-quatre ans, cultivateur, avait eu dans sa jeunesse une chaude-pisse cordée, pour laquelle il ne fit aucun traitement, et qu'il garda quinze mois. Elle le fesait tellement souffrir, dans les premiers temps, surtout lorsqu'il était en érection, qu'un de ses camarades lui conseilla de casser la corde, ce qu'il exécuta, en donnant un coup de poing sur la verge, appuyée sur la table. La douleur fut si vive, m'a-t-il dit, qu'il faillit se trouver mal. Le sang coulait avec tant d'abondance par le canal, qu'il croyait, disait-il, se saigner, s'il ne parvenait pas à l'étancher. Il crut suspendre l'hémorrhagie en liant la verge derrière le gland; mais peu d'heures après, il fut encore plus effrayé, lorsqu'il s'aperçut qu'il n'urinait que du sang. Cependant l'hémorrhagie s'arrêta, et l'inflammation de l'urètre diminua, au point que le malade se crut bientôt guéri. Il souffrait moins en urinant, mais il éprouvait une douleur fixe dans le canal, qu'il a toujours ressentie chaque fois qu'il urinait. Étant guéri; il se maria, et eut plusieurs enfants. Il lui resta de cette maladie, une difficulté d'uriner, qui était d'abord légère, mais qui augmenta constamment. C'est ainsi qu'il ne rendait déja ses urines que par un jet très délié, lorsqu'il contracta une nouvelle chaude-pisse, en novembre 1826. Quoique celle-ci fût très bénigne, il eut de la peine à s'en débarrasser, malgré les soins qu'il prit pour s'en guérir, et le traitement qu'il suivit; car, le 5 mars 1827, lorsqu'il vint me consulter, il conservait encore un léger écoulement. Mais alors c'était moins l'écoulement qui l'inquiétait, que la difficulté d'uriner. Il avait une fièvre habituelle, et était d'une maigreur extrême.

Ses urines n'étaient rendues que par un jet très délié, et souvent goutte à goutte. Il avait des envies d'uriner, d'autant plus fréquentes qu'il en rendait moins à la fois, les efforts qu'il fesait pour satisfaire au besoin lui crevaient le ventre. Il éprouvait des douleurs dans les lombes, et dans la région hypogastrique. Jamais la vessie ne se vidait complètement.

Je portai dans le canal une bougie de moyenne grosseur, qui s'arrêta à trois pouces et demi de profondeur, devant un rétrécissement dont je pris l'empreinte. Son ouverture était en haut, elle était si étroite, que j'eus beaucoup de peine à y introduire une bougie des plus fines, que j'y portai à l'aide d'un conducteur de Ducamp. Je prescrivis des lavements, des demi-bains, une boisson rafraîchissante; je fis continuellement envelopper la verge, avec un cataplasme émollient et huilé. Je fis aussi des injections mucilagineuses et huileuses dans le canal, pour diminuer l'irritation qui y existait, ainsi que les douleurs que le malade ressentait dans le rétrécissement. Ce dernier était si sensible que le malade supportait avec peine les petites bougies que j'y introduisais chaque soir.

Au bout de huit jours de traitement, le malade allait mieux. Les douleurs hypogastriques et lombaires s'étaient dissipées, la vessie s'était vidée. L'ouverture du rétrécissement, qui s'était un peu élargie, était aussi moins sensible, la fièvre avait cessé. Le rétrécissement pouvait avoir environ trois lignes et demie d'étendue, car toutes les bougies que j'y avais introduites rapportaient une raineure de cette longueur.

J'avais pris note de la situation du rétrécissement, de son étendue, de son épaisseur, et de la place qu'occupait son ouverture. Je pensai à l'attaquer avec mon urétrotome simple, n° 1, c'est-à-dire, à un seul tranchant. Ainsi le 14 décembre, je le portai dans le canal; arrivé devant le rétrécissement, je tournai son côté tranchant en bas; par ce moyen je mis en rapport son stylet avec l'ouverture du rétrécissement, et il s'engagea dans celle-ci, dès que j'enfonçai le mandrin dans la sonde. Je sais que la lame de l'urétrotome fut tournée en bas, parce que le côté de la sonde qui porte la division du pied, regarde de ce côté. M'étant assuré que le stylet avait traversé l'ouverture du rétrécissement, je dévissai à fond le régulateur, et j'enfonçai entièrement le mandrin dans la sonde. Ayant ainsi armé l'instrument, je le poussai contre l'obstacle en tenant la verge tirée sur la sonde. Je le divisai ainsi, sans être obligé d'employer beaucoup de force pour le faire avancer. Je le retirai ensuite, après avoir fait rentrer le mandrin, et je le remplaçai par une sonde de moyenne grosseur, que je portai dans la vessie. Celle-ci ayant éprouvé un peu de difficulté pour traverser l'obstacle dont les parois divisées n'avaient pointperdu de leur épaisseur et de leur solidité, je crus utile de les diviser encore une fois, avec l'urétrotome simple, n° 2. Celui-ci arrivé devant le rétrécissement, je tournai son tranchant par côté, et à droite, de manière à diviser ses parois de droite, dans le milieu de son étendue. De cette manière je bornai les incisions aux parois du rétrécissement, et en les multipliant, j'en facilitai le dégorgement, et la résolution. Je fis tenir le doigt du malade derrière le rétrécissement, afin d'empêcher au sang de se porter dans la vessie, et demi-heure après, je plaçai mon dilatateur, que je laissai en place pendant vingt minutes, toujours avec la précaution de suspendre momentanément, la dilatation, en abaissant la verge et la sonde, pour ramener une partie du mercure, dans cette dernière; car, ainsi que je l'ai déja dit, une dilatation prolongée, avec cet instrument, est trop douloureuse, pour être supportée aussi long-temps, sans cette précaution. Lorsque je le retirai, l'hémorrhagie n'était pas encore arrêtée; mais elle était si légère que je ne m'en inquiétai pas. Elle s'arrêta en effet, environ à quatre heures de l'après midi, heure à laquelle le malade urina à plein canal, sans douleur, et rendit autant de sang que d'urine. Le soir, à peu près douze heures après l'opération, le malade n'était point pâle, et le pouls n'était point faible. Je plaçai de nouveau le dilatateur, qu'il garda sept à huit minutes. Je le remplaçai aussitôt par une bougie à ventre, de trois lignes de diamètre, qui fut laissée près de demi-heure. Le lendemain matin, je trouvai le malade en très bonne disposition, car il mangeait sa soupe; il avait très bien reposé. Je plaçai encore le dilatateur pendant le même laps de temps, et je le remplaçai par la bougie à ventre, que je recommandai de garder pendant une heure, et qui le fut plus de deux. Le soir le canal était enflammé, je fis des injections émollientes et huileuses, et j'appris au malade à les faire lui-même, pour en faire usage plus souvent.

Je ne plaçai donc pas le dilatateur, ni la bougie à ventre pendant ving-quatre heures ; le lendemain soir, je ne l'introduisis que pendant quelques minutes seulement, parce que le malade éprouvait encore trop de douleur, pour le garder plus long-temps. Les injections furent continuées dans l'intervalle des pansements, et soir et matin, je continuai à introduire le dilatateur du plus petit volume ; je n'eus plus recours aux bougies à ventre, et le malade n'en guérit pas moins parfaitement; en quinze jours, au bout desquels il s'en alla. Je m'assurai aisément avant son départ, en le sondant avec une bougie de trois lignes de diamètre, que les parois du rétrécissement étaient parfaitement affaissées, et détruites, il urinait aussi facilement qu'à l'âge de quinze ans. J'ai souvent revu ce malade, et il continue à uriner avec une facilité, qui ne s'est pas démentie depuis l'opération.

On a vu, dans cette observation, que j'avais été obligé de renoncer aux bougies à ventre, parce que le canal se phlogosait. Peut-être avais-je trop répété l'application des moyens dilatants, peut-être aussi les avais-je laissés trop long-temps à demeure. Quoi qu'il en soit, le malade guérit par l'usage seul de mon dilatateur, qui ne se borne pas à dilater le canal, comme le ferait celui de Ducamp, distendu avec de l'air, mais qui le distend et comprime ses parois, avec autant de force que le font les bougies à ventre. Ce moyen a donc le double avantage de dilater et de comprimer d'une manière permanente; et l'on doit le préférer aux sondes et aux bougies, parce qu'il est moins susceptible d'amener de l'irritation, et que son introduction dans l'urètre est toujours plus facile, en raison de ce qu'il peut y être introduit sous un petit volume.

Le sieur Josèphe Veyre d'Andance, marinier, âgé de trente-six ans, eut de dix-huit à vingt-sept ans, deux gonnorrhées fortes et cordées, qu'il porta très long-temps, et qu'il ne traita que par les injections d'eau de saturne. La dernière, qui dura plus de dix-huit mois, lui laissa un peu de difficulté à uriner, et un sentiment de douleur dans le canal de l'urètre, accompagné d'un prurit fort incommode au bout de la verge. A trente-trois ans, il en contracta une troisième accompagnée de bubon, et d'un léger chancre sous le prépuce. Il consulta, et fit un traitement dans lequel il prit beaucoup de boissons, et sans doute quelques mercuriaux, je pense, car il n'a pas su me rendre un compte exact de ce qu'il avait fait. Néanmoins tous les symptômes de cette nouvelle maladie disparurent. Il ne conserva qu'une difficulté d'uriner plus grande. Les douleurs du canal n'augmentèrent pas ; cependant il rendait ses urines par un jet encore plus délié, et à peine gros comme une plume de canard. Aussi ce ne fut point pour cette maladie qu'il vint me consulter, et se confier à mes soins, le 10 septembre 1827 : ce furent les périostoses qu'il portait sur les membres et dans divers points du crâne, ainsi que les douleurs ostéocopes qui l'empêchaient de reposer depuis long-temps, qui me l'amenèrent. Je n'entrerai pas dans les détails du traitement antisiphilitique que je lui fis subir, ne voulant parler que de ce qui a rapport au rétrécissement qu'il portait, et que j'attaquai au bout d'une vingtaine de jours, lorsque je lui eu persuadé qu'il fallait, pour assurer sa guérison, détruire ce mal dans ses racines, et l'attaquer dans l'endroit où il avait pris naissance.

C'est ainsi que le 29 septembre j'introduisis dans le canal une bougie qui s'arrêta à un pouce du méat urinaire, devant un rétrécissement dont je pris l'empreinte avec une sonde exploratrice, qui me donna la forme d'un rétrécissement demi-circulaire dont l'ouverture était en haut, près de la paroi supérieure du canal. La grosseur de la cire qui s'y était engagée, équivalait à celle d'une plume de poule. La bougie emplastique que j'y engageai et que j'y laissai séjourner trois heures, rapporta une rainure d'environ trois lignes et demie d'étendue. Son introduction, qui se fit sans le secours du conducteur, fut douloureuse et amena quelques gouttes de sang.

Je divisai d'abord le rétrécissement, avec l'urétrotome simple, n° 1, dont je tournai le tranchant en bas, puis le divisai ensuite une seconde fois, avec le même urétrotome, n° 2. Avec le premier j'incisai ses parois de haut en bas, dans le sens qu'il offrait le plus d'épaisseur, et j'eus deux lambeaux. Je divisai de nouveau celui de droite avec l'urétrotome, n° 2, dont je dirigeai le tranchant, en dehors, et à droite. J'ai déja expliqué qu'en se comportant ainsi, on pourait presque rendre au canal ses dimensions naturelles, sans prolonger les incisions au delà de son axe ; j'ai dit aussi qu'en multipliant les incisions on détruisait mieux la disposition morbide du rétrécissement, dont on favorisait encore la résolution.

La sonde, n° 8, que je voulus porter dans la vessie lorsque l'opération fut achevée, ne put pas y pénétrer, à cause d'un second rétrécissement que je rencontrai à six pouces trois lignes du méat urinaire. J'adaptai à la sonde exploratrice, que je portai devant le rétrécissement, un mandrin en baleine, qui en lui donnant la solidité nécessaire, lui permis de suivre sans se déformer les courbures du canal. Le changement de forme que la cire à mouler éprouva devant l'obstruction, m'apprit que son ouverture était en haut et un peu à gauche, et qu'elle était très petite. La corde à boyau que j'introduisis à l'aide d'un conducteur, muni d'une éminence, rapporta au bout de trois heures, une rainure de dix à onze lignes d'étendue. Ce rétrécissement est le premier que j'aie rencontré à une si grande profondeur; il est aussi le plus étendu. Je n'entrepris pas de le détruire de suite, dans la crainte de déterminer de l'inflammation dans le canal, et de fatiguer le malade.

L'hémorrhagie qui suivit la division du premier rétrécissement, était assez forte, mais le malade perdit moins de sang, parce que je l'arrêtai de suite, en plaçant le dilatateur rempli de mercure, que j'y laissai à demeure pendant près de demi-heure; l'ayant retiré au bout de ce temps, je ne le replaçai que le lendemain. Je continuai, à partir de ce moment, à le replacer soir et matin, environ demi-heure chaque fois, pendant une quinzaine de jours. A diverses reprises dans la journée, le malade se plaçait une bougie à ventre, qu'il ne laissait pas à demeure.

Le 15 octobre j'attaquai le second rétrécissement, que je savais exister à six pouces trois lignes, et dont l'ouverture était en haut et un peu à gauche. J'introduisis l'urétrotome simple, n° 2, dont je dirigeai le tranchant en bas et un peu à droite; et, arrivé devant le rétrécissement, j'enfonçai le mandrin dans la sonde pour faire pénétrer le stylet dans le rétrécissement. Cette introduction fut plus facile que je ne l'aurais cru; il n'en fut pas de même de l'introduction de mon instrument; j'eus beaucoup de difficulté pour le faire passer derrière la courbure du canal, parce que probablement je ne m'étais jamais exercé à sonder avec des sondes droites. Néanmoins je le fis arriver devant le rétrécissement avec la précaution d'incliner l'instrument, d'appuyer sur la verge, pour abaisser le pénis, et détruire par ce moyen le léger dégré de courbure, que présente le canal de l'urètre. La sonde était un peu plus serrée dans le canal, que dans les cas précédents. J'ai dit que le stylet avait enfilé aisément l'ouverture du rétrécissement, je n'eus donc plus, après avoir examiné la position de l'instrument, qu'à pousser celui-ci contre lui, et il traversa sans plus de difficulté que les autres. J'acquis de suite la certitude qu'il était divisé, en portant une sonde, n° 8, jusque dans la vessie; j'arrêtai l'écoulement du sang, avec le même dilatateur, que je laissai en place près d'une heure. Huit heures après l'opération, le malade fut pris de colique, et d'envie d'uriner qu'il ne pouvait pas satisfaire; ce qui m'obligea de le sonder avec une sonde d'argent d'un gros calibre, que je fis arriver sans peine dans la vessie, de laqu'elle je retirai environ une livre et demie d'urine, mêlée avec moitié de sang. Plus tard le malade urina seul, et rendit encore du sang. Les urines du lendemain matin n'en contenaient point, elles étaient seulement rougeâtres. Je ne sais trop à quoi attribuer l'impossibilité dans laquelle le malade s'est trouvé de ne pouvoir uriner : je pense qu'un caillot de sang avait pu obstruer le canal dans l'endroit du rétrécissement. Ce ne fut que le lendemain, vingt-quatre heures après l'opération, que je plaçai le dilatateur pour la seconde fois. Le soir, je l'introdnisis de nouveau, et je continuai à le mettre ainsi soir et matin, pendant vingt-cinq jours, pour mieux assurer la résolution du rétrécissement, dont je n'avais divisé les parois qu'en deux compartiments.

Je me servis aussi d'une bougie à ventre de trois lignes de diamètre, que je plaçai tous les jours, une demi-heure après avoir retiré le dilatateur. A l'aide de toutes ces précautions, le malade a été complètement débarrassé de ses rétrécissements, qui ne se sont point reproduits; car, l'ayant rencontré un an après, il m'a assuré qu'il urinait très fort, et bien loin.

Le nommé Villard, huissier à Annonay, âgé de 65 ans, portait depuis trente ans un rétrécissement dans le canal de l'urètre, qui lui occasionait une très grande difficulté d'uriner, et souvent même des rétentions d'urine, qui cédaient en général aux bains et autres moyens antiphlogistiques. J'avais déja soigné le malade pour une attaque d'apoplexie qu'il avait eue deux ans avant la rétention d'urine, pour laquelle il me fit appeler le 15 octobre 1827. Je l'avais alors inutilement engagé à se faire débarrasser de ses rétrécissements, en lui assurant que les efforts qu'il faisait pour uriner lui portaient le sang à la tête, et l'exposaient à de nouvelles attaques. Il s'y était toujours refusé, parce qu'il croyait qu'il n'y avait pas d'opération plus douloureuse que celle du cathétérisme, se rapelant qu'un chirurgien qui avait essayé de le sonder, l'avait trop cruellement fait souffrir.

Le malade très sanguin, ivrogne, ne suivant aucun régime, n'avait pas uriné depuis vingt-quatre heures. Je le trouvai dans une agitation continuelle, le pouls était dur, plein, et accéléré, la face rouge, vultueuse et animée, la peau brûlante. A chaque instant les envies d'uriner reparaissaient, et s'accompagnaient des douleurs les plus vives. La vessie était dure, et s'élevait au dessus du pubis. N'ayant pu le sonder, je le saignai, ensuite je le mis dans un demi-bain, après lequel j'essayai de nouveau de le sonder. Mais je ne pus jamais faire parvenir la plus petite bougie dans la vessie. Elle s'arrêtait toujours à quatre pouces devant un rétrécissement dans l'ouverture duquel j'introduisis une petite corde à boyau, que j'y laissai environ trois heures. Je crus que le malade urinerait lorsque je la retirerais, je fus trompé dans mon attente. L'ouverture ayant été un peu élargie, je ne pus y faire passer une très petite sonde qui s'arrêta encore deux pouces et demi plus loin. Malgré tous mes efforts et la patience que j'y mis, je ne pus pas la faire aller plus loin. Enfin, au bout de douze heures d'un traitement infructeux, le malade se décida à se laisser opérer.

Je savais que le rétrécissement existait à quatre pouces de profondeur, l'empreinte que j'en pris me fit connaître que son ouverture était en bas et un peu à droite, elle avait trois ou quatre lignes d'étendue. Je le divisai avec l'urétrotome simple, n° 2, dont je tournai la lame en haut et un peu à gauche. J'incisai ses parois en deux temps, avec le même urétrotome que je disposai comme il suit. J'ai déja dit que l'urétrotome était ouvert, lorsque sa lame sortait dans l'étendue d'une ligne, sur les bords du fourreau; on sait aussi qu'on peut la faire presque entièrement sortir devant celui-ci, en dévissant un peu plus le régulateur, ainsi que l'anneau du mandrin : hé bien, c'est dans cette dernière disposition, que je portai d'abord l'instrument devant le rétrécissement, contre lequel je le poussai lorsque je l'eus armé. La lame qui sortait alors presqu'entièrement divisa d'abord ses parois, mais l'ouverture qu'elle élargit n'étant pas assez grande pour laisser passer le fourreau, celui-ci s'arrêta; alors je la fis rentrer dans ce dernier, en vissant le régulateur sur le mandrin, dans l'étendue d'une ligne et demie. Puis je tournai un peu l'instrument en dehors, et je l'enfonçai dans le rétrécissement, qu'il traversa avec facilité, et de cette manière je refendis le segment de droite du rétrécissement; tout cela se fit sans tirer l'instrument du canal.

L'opération étant achevée, j'essayai de nouveau

de sonder le malade, mais la sonde s'arrêta devant un second rétrécissement, situé à six pouces huit lignes du méat urinaire. Une sonde exploratrice garnie d'un mandrin en baleine, arriva aisément jusqu'à lui, et m'apporta un très petit prolongement de trois lignes d'étendue, placé au milieu du bout de la cire à mouler ce qui me donna l'assurance que le rétrécissement était circulaire, que son ouverture était au centre, et que cette dernière était très étroite. Les souffrances du malade ne me permirent pas d'en rechercher l'étendue. Je pouvais d'ailleurs me passer de cette connaissance, puisque j'avais celle de sa forme, d'après laquelle je me décidai à l'attaquer avec l'urétrotome double, n° 2, que je portai dans le canal jusque devant le rétrécissement, où j'eus beaucoup de peine à le faire arriver, à cause de la courbure de l'urètre. J'éprouvai la plus grande difficulté pour introduire le stylet dans l'ouverture du rétrécissement; car je fus, après avoir tâtonné bien long-temps, obligé de retirer l'instrument, pour prendre une nouvelle empreinte. Cette dernière m'ayant donné le même résultat que la première, je restai dans la conviction que le rétrécissement était circulaire, et que son ouverture était au centre. Cette fois, au lieu de me servir de l'urétrotome double, n° 2, j'introduisis le n° 1 qui arriva plus facilement devant le rétrécissement, et avec lequel je parvins au bout de quelques minutes à faire pénétrer son stylet, dans son ouverture. Je dois à la vérité, de dire que je fus obligé de diminuer le volume de l'extrémité du stylet, que je pensais être un obstacle à son introduction. Lorsque je me fus assuré que celui-ci avait traversé le retrécissement ; j'armai l'urétrotome, et je le poussai contre lui dans une direction convenable, c'est-à-dire, d'avant en arrière, et un peu de bas en haut. L'instrument éprouva un peu plus de résistance à traverser celui-ci que les autres. Etait-il plus étendu, ou ses parois étaient-elles plus dures, c'est là ce dont je n'ai pas pu m'assurer. Aussitôt que je l'eus divisé, les urines coulèrent par l'urétrotome mêlées avec un peu de sang. Je le retirai aussitôt, et je le remplaçai par une sonde, n° 7, que j'introduisis dans la vessie, non sans difficulté. On croira peut-être, parce que j'ai mis beaucoup de temps pour pratiquer cette opération, que j'ai beaucoup fait souffrir le malade, mais on se tromperait : le cathétérisme n'est pas très douloureux, et l'incision des rétrécissements ne l'est pas beaucoup plus. Je retirai environ deux pintes d'urine, dont l'écoulement soulagea le malade, et le guérit. Le sang coulait avec assez d'abondance, par le canal, quoique je n'eusse pas encore retiré la sonde.

Le malade était si coloré, et avait le pouls si plein que je laissai saigner à volonté, laissant la sonde à demeure, jusqu'au lendemain. Le sang coula pendant près de trois heures, mais assez faiblement pour ne pas inquiéter. A ma visite du lendemain je trouvai le malade calme, il avait reposé, et avait beaucoup moins de fièvre. Je débouchai la sonde, je retirai environ une écuellée et demie d'urine, et je la retirai. Les urines étaient rougeâtres, mais elles ne déposèrent pas, ou plutôt le sang ne fit pas caillot au fond du vase.

J'introduisis ensuite mon dilatateur, et je dilatai successivement les deux rétrécissements, j'espérais que le malade aurait uriné dans la journée, mais il ne put nullement satisfaire à ce besoin. Je fus donc obligé de le sonder le soir, après quoi je lui replaçai le dilatateur de la même manière que pour les précédents. Le surlendemain je fus obligé de le sonder trois fois par jour, et de continuer sur ce pied. Il survint un peu d'inflammation dans le canal, un écoulement blénorrhagique se manifesta, et dura un mois et demi. Malgré cela je continuai la dilatation des rétrécissements, et leur guérison n'en fut pas moins assurée au bout de vingt-quatre jours. J'aurais pu la continuer moins long-temps, mais, obligé de sonder le malade pendant trente-cinq jours, il m'en coûtait peu d'introduire un dilatateur pendant quelques minutes. Ce ne fut donc qu'au bout d'un mois et quelques jours que le malade put uriner seul, sans le secours d'une sonde. Je n'ai jamais vu d'homme plus content que ce vieillard, quand il me racontait qu'il urinait à plein canal. L'écoulement blénorrhagique, qui avait beaucoup diminué, disparut complétement au bout d'une quinzaine de jours.

Le nommé Sauze, de Saint-Julien-Vocance, âgé de soixante ans, homme très fort et très sanguin, avait eu dans sa jeunesse plusieurs gonorrhées cordées, qui lui laissèrent une difficulté d'uriner. Il vit diminuer progressivement le jet de ses urines. Il passa par les divers degrés de l'accroissement de la difficulté d'uriner, causé par les rétrécissements de l'urètre. Il y avait déja un très grand nombre d'années qu'il rendait ses urines comme au moment qu'il vint me consulter, c'est-à-dire avec une peine extrême, et par un jet filiforme tortueux, ou goutte à goutte. Il urinait très souvent cinq ou six fois par nuit, peu à la fois : il éprouvait des démangeaisons, et quelquefois des douleurs lancinantes dans le canal, il n'avait jamais cherché à se faire traiter de cette maladie. Il avait souvent des accès de fièvre avec frissonnement. Quelquefois il se faisait un écoulement de sang par le canal, ce qui paraissait le soulager.

Le 28 octobre 1828, il se confia à mes soins. La bougie n° 7 que j'introduisis dans le canal, s'arrêta à l'entrée de celui-ci. La sonde exploratrice, qui fut aussi arrêtée au même endroit, me fit connaître que le rétrécissement avait son ouverture en haut, et qu'elle était très petite. Une bougie très fine, recouverte de cire à mouler, que j'y introduisis pendant quelques heures, marqua une rainure de quatre lignes environ. Ce rétrécissement avait des parois si épaisses et si dures, qu'on sentait très distinctement avec le doigt, une dureté de la grosseur d'une noisette, derrière la fosse naviculaire. Il était un peu sensible à la pression, et saignait avec la plus grande facilité.

Je l'attaquai avec l'urétrotome simple, n° 2, de la même manière que celui de Villard, c'est-à-dire en deux temps, afin de détruire complètement sa disposition morbifique, et de favoriser la fonte de ses parois.

L'opération fut aussi facile que peu douloureuse, l'hémorrhagie, qui dura de cinq à six heures, fit perdre plusieurs livres de sang au malade , ne fut arrêtée que momentanément par l'application du dilatateur , que je tins dans le canal pendant plus de vingt minutes : en effet demi-heure après l'avoir retiré, le sang coula de nouveau, en dehors par le canal, et partie en dedans , dans la vessie ; à tel point que six heures après l'opération, lorsque je revis le malade , je le trouvai urinant avec la plus grande difficulté, et ne rendant, pour ainsi dire, que du sang. Alors l'hémorrhagie était arrêtée, je présume que le malade peut avoir perdu environ trois livres de sang veineux et noir. Dans la crainte de réveiller l'hémorrhagie, je ne réintroduisis le dilatateur que le lendemain, et, à partir de ce moment je l'introduisis soir et matin, comme dans les cas précédents, et dans le milieu du jour je recommandai au malade d'y introduire une bougie de trois lignes de diamètre, pensant accélérer la guérison du rétrécissement en affaissant plus vite ses parois. Mais au bout de trois jours, il survint de l'inflammation, et il se manifesta un écoulement blénorrhagique très abondant. Le malade prit des accès de fièvre avec frisson et tremblement tous les jours.

Malgré la sensibilité du canal et l'écoulement, je continuai à le dilater soir et matin avec le dilatateur à mercure, je ne cessai que les bougies. La fièvre persista avec la même force, pendant plus de vingt jours, malgré l'emploi des fébrifuges les plus sagement administrés. C'est pourquoi je me décidai à renvoyer le malade prendre l'air de la campagne, où il guérit en quelques jours, sans prendre aucun remède. Il fut convenu qu'il devait revenir au bout d'une quinzaine de jours, pour détruire un second rétrécissement qu'il portait à quatre pouces du méat urinaire.

Il revenait en effet, mais malheureusement on lui conseilla de consulter d'autres médecins, qui l'engagèrent à aller à Lyon, après l'avoir traité eux-mêmes, plus ou moins long-temps. C'est ainsi que je ne l'ai revu qu'au bout d'un an, ayant alors une fistule, qui lui était survenue depuis deux ou trois mois, après l'ouverture d'un dépôt urineux, occasioné par le second rétrécissement qu'il portait. Comme on avait eu le soin de lui persuader que j'étais l'auteur de tous les accidents qu'il avait éprouvés plus tard, il m'en fit des reproches. On lui avait en effet insinué que je lui avais crevé le canal, et que le dépôt qui lui était survenu huit mois après était une suite de cette méprise. Aujourd'hui ce malade demeure à Annonay, peut-être pourrai-je lui faire entendre raison, et entreprendre un traitement pour sa guérison, et augmenter le nombre des observations, que je me plais à rapporter ici. Je ne rapporte ce cas que pour venir à l'appui des autres, et prouver qu'on peut constamment attaquer les rétrécissements par la division de leurs parois, et en obtenir la guérison par la dilatation qui détruit celles-ci, en les affaissant.

❋

TABLE EXPLICATIVE

DES INSTRUMENTS.

Figure 1re. — Urétrotome double fermé.

La lame et le stylet sont rentrés et cachés dans le fourreau. Le régulateur, qui est placé sous l'anneau, devrait être placé sur le pavillon de la sonde pour le tenir fermé, c'est-à-dire pour empêcher les mouvements de la tige centrale.

Fig. 2. — Urétrotome double armé.

A, Régulateur divisé jusqu'à l'anneau et appuyant sur le pavillon de la sonde. — B, Corps de la sonde. — C, Fourreau. — D, Bords de la lame, ressortant dans l'étendue d'une ligne et demie à deux lignes en avant et sur les côtés du fourreau. — E, Stylet qui précède la lame.

Fig. 3. — Urétrotome simple ou à un seul tranchant ouvert.

A, Fourreau. — B, Bords de la lame ressortant sur le bout de l'Urétrotome. — C, Stylet qui devance la lame.

Fig. 4. — Urétrotome double à pièces brisées.

A, Corps de la sonde. — B, Le pavillon ne présentant qu'une très petite ouverture évasée du côté de la sonde. — C, Extrémité de la sonde garnie d'un pas de vis. — D, Le fourreau.

Fig. 5. — Tige centrale de l'instrument, réunissant la lame et le stylet.

A. Mandrin d'acier ou de fer. — B, Extrémité garnie

de vis dans l'étendue de plus de deux pouces. — C, Le régulateur. — D, Autre extrémité également garnie de vis dans l'étendue de six lignes seulement ; elle se visse dans la châsse de la lame. — E, Petite canule d'argent dans laquelle est placée la lame. — F, Le tranchant de la lame. —G, Le stylet, qui est plus mince au milieu et légèrement boutonné ; je l'ai fait en baleine, n'ayant pas pu m'en procurer en gomme élastique, et je l'ai façonné de la sorte pour le rendre plus flexible.

Fig. 6. — Petite Canule d'argent que j'appelle la Châsse de la lame.

A, Portion de canule, longue de deux ou trois lignes, recevant le stylet qui y est goupillé. — B, Ouverture qui règne sur les deux côtés de la canule dans l'étendue de six à huit lignes. — C, Une de ces ouvertures ayant un pouce d'étendue de plus que l'autre pour faciliter l'entrée du manche de la lame. — D, Portion de canule garnie en dedans d'écrou, dans laquelle vient se visser l'extrémité du mandrin qui, poussant le manche de la lame, le rend ainsi immobile.

Fig. 7. — Une lame à deux tranchants.

Fig. 8. — Une lame à un seul tranchant.

Fig. 9. — Lame à deux tranchants placée dans sa châsse.

Fig. 10 et 11. — Anneau qui se visse sur l'extrémité du mandrin.

Fig. 12. — Espèce d'écrou qui s'appelle régulateur.

Je propose de le remplacer par un curseur semblable à celui que j'ai vu dans les instruments de Ducamp, modifié par M. Lallemand. En effet, avec un curseur on peut armer et fermer l'instrument avec plus de facilité et surtout plus de promptitude, et avec autant de précision, en marquant d'avance les endroits où il faudrait l'arrêter pour l'ouvrir et le fermer.

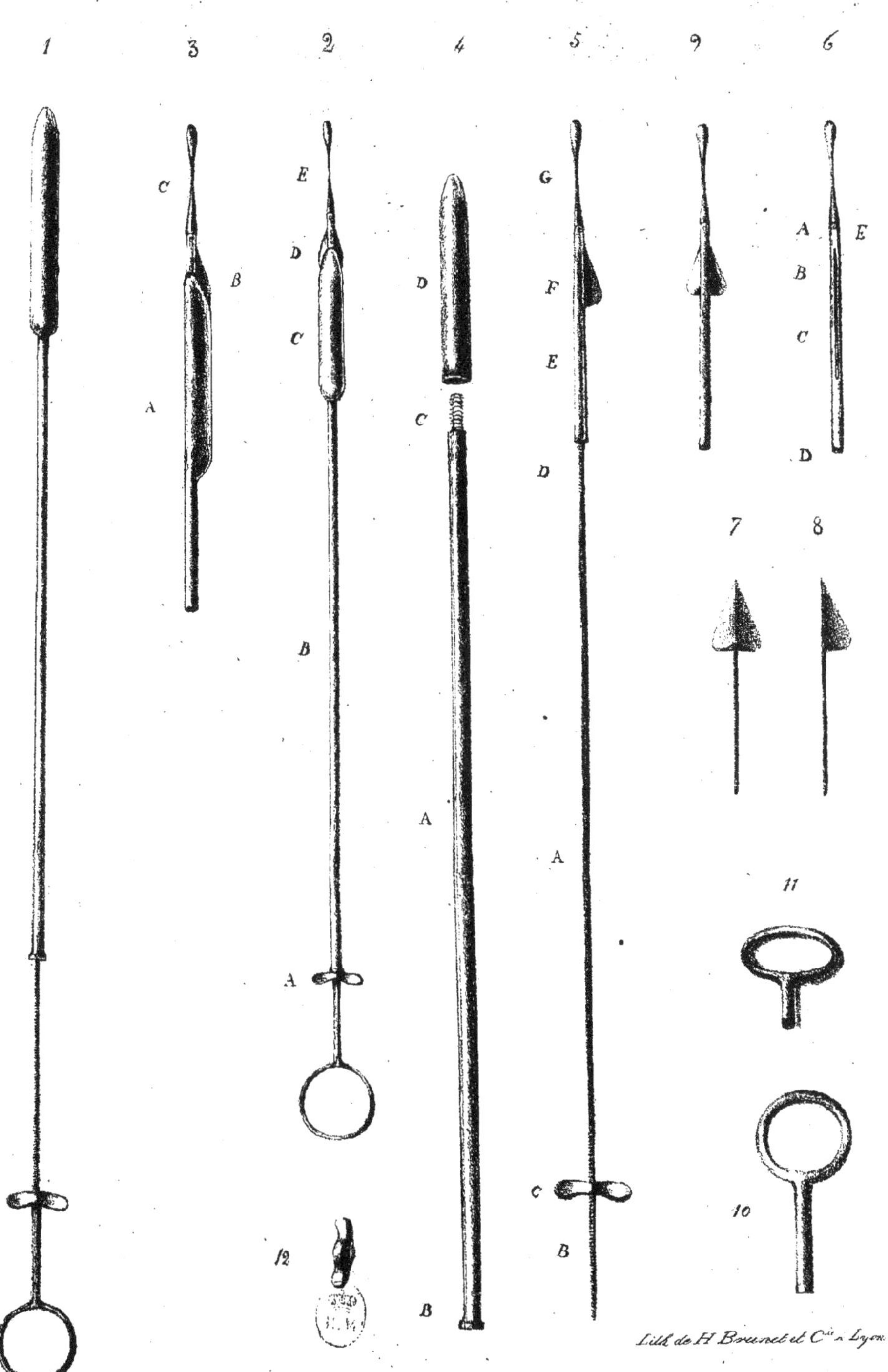
1
3
2
4
5
9
6
C
E
G
A
E
B
D
D
F
B
C
C
E
C
A
C
D
D
7
8
B
A
A
11
A
C
10
12
B
B
Lith. de H. Brunet et Cie à Lyon

www.ingramcontent.com/pod-product-compliance
Ingram Content Group UK Ltd.
Pitfield, Milton Keynes, MK11 3LW, UK
UKHW021214230726
13926UKWH00003B/1012

9 782014 100136